■担当編集委員
中村　茂
帝京大学医学部附属溝口病院整形外科教授

■編集委員
宗田　大
東京医科歯科大学大学院医歯学総合研究科
運動器外科学教授

中村　茂
帝京大学医学部附属溝口病院整形外科教授

岩崎倫政
北海道大学大学院医学研究科
整形外科学教授

西良浩一
徳島大学大学院医歯薬学研究部
運動機能外科学教授

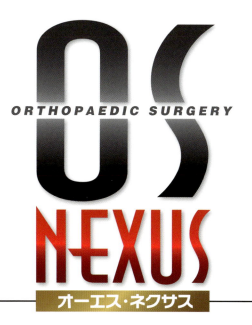
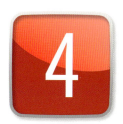

股関節周囲の骨折・外傷の手術

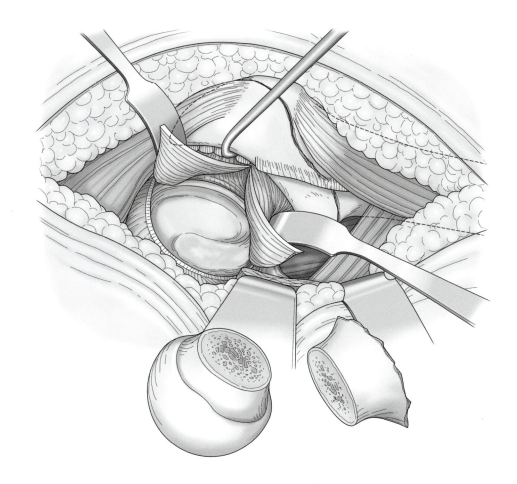

MEDICAL VIEW

本書では，厳密な指示・副作用・投薬スケジュール等について記載されていますが，これらは変更される可能性があります。本書で言及されている薬品については，製品に添付されている製造者による情報を十分にご参照ください。

OS NEXUS No.4
Surgical treatment for traumatic injuries of the hip joint and pelvis

(ISBN 978-4-7583-1383-4 C3347)

Editor：SHIGERU NAKAMURA

2015.11.1　1st　ed

©MEDICAL VIEW, 2015
Printed and Bound in Japan

Medical View Co., Ltd.
2-30 Ichigayahonmuracho, Shinjyukuku, Tokyo, 162-0845, Japan
E-mail　ed @ medicalview.co.jp

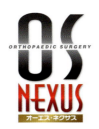

序　文

　美しいイラストでおなじみの『OS NEXUS』シリーズの最新刊，No.4をお届けします。今回のテーマは「股関節周囲の骨折・外傷の手術」です．本書で解説されている手術は，ほとんどの医療機関で毎週行われているものと推察します．また，術者を務めるのは卒後10年未満の働き盛りの若い整形外科医でしょう．想定される読者のために，手術をたくさん行っている第一線の医師に執筆をお願いし，最新の手技，ピットホール，工夫などを盛り込んで解説していただきました．

　「股関節周囲の骨折・外傷の手術」には多くの外傷が含まれます．本書の構成を編集者一同で検討し，外傷の部位別に，Ⅱ．大腿骨側とⅢ．骨盤側を立てることにしました．さらに特殊な状況の外傷として，人工股関節あるいは人工骨頭周囲の骨折をⅣ．人工関節として取り上げました．巻頭の総論（Ⅰ．手術の前に）では，佐藤　徹先生に股関節周囲骨折の部位別問題点として合併症症例を提示していただきました．

　編集担当者として執筆いただいた原稿を拝読したときに強く感じたのは，著者の方々の熱意です．小説や映画で感動することは誰でも経験があると思いますが，私は手術手技の原稿で感動したのはこれが初めてです．ほとんどの著者が，言葉と写真と手描きの原画で，自分が伝えたいことを厚く語ってくれました．その手描きの原画に込められた熱意は，プロの手を借りて美しく仕上げられたイラストにも残っています．忙しい診療の間に時間をとって執筆していただいた著者の先生達に，心より感謝申し上げます．

　本書で解説した手術に，これから携わる予定の整形外科医の方々へお伝えしたい．手術を担当する直前に，そして直後に，本書を是非読んでいただきたい．あなたが知りたかったこと，疑問に思ったことへの回答がきっと見つかるはずです．

2015年9月

帝京大学医学部附属溝口病院整形外科教授

中村　茂

股関節周囲の骨折・外傷の手術

CONTENTS

I 手術の前に

股関節周囲骨折の部位別問題点　合併症発生症例から　　佐藤　徹　2

II 大腿骨側

大腿骨頚部骨折に対する骨接合術　　前　隆男　10

大腿骨頚部骨折・人工骨頭に対する進入法の使い分け　　河路秀巳ほか　24

大腿骨転子部骨折に対する内固定術：髄内釘　　正田悦朗　40

大腿骨転子部骨折に対する手術：sliding hip screw (SHS)　　塩田直史　56

大腿骨転子部骨折の困難な症例に対する骨接合術：髄内釘　　德永真巳　66

大腿骨転子部骨折に対する一期的人工骨頭置換術
　大転子プレート一体型calcar replacement stemによる再建　　三上　浩　88

大腿骨頭骨折に対するtrochanteric flip osteotomy　　小川健一　102

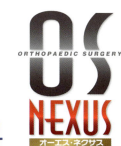

No.4

III 骨盤側

骨盤輪骨折に対する創外固定術 　　　　　　　　　　　　　　杉本一郎　114

骨盤輪骨折に対する内固定術：スクリュー固定法 　　　　　　鈴木　卓　128

臼蓋後壁骨折に対するKocher-Langenbeckアプローチと
trochanteric flip osteotomy 　　　　　　　　　　　　　　　黒住健人　140

寛骨臼骨折に対する前方アプローチ 　　　　　　　　　　　　野田知之　152

IV 人工関節

人工股関節周囲骨折に対する骨接合術，再置換術 　　　　　山川泰明ほか　172

内固定術後の後遺障害に対する人工股関節全置換術（THA）
　　　　　　　　　　　　　　　　　　　　　　　　　　　羽山哲生ほか　186

執筆者一覧

■ 担当編集委員

中村　茂　　帝京大学医学部附属溝口病院整形外科教授

■ 執筆者（掲載順）

佐藤　徹	国立病院機構岡山医療センター整形外科医長
前　隆男	佐賀県医療センター好生館整形外科部長／外傷センター長
河路　秀巳	日本医科大学大学院医学研究科整形外科学講師
植松　卓哉	日本医科大学大学院医学研究科整形外科学
正田　悦朗	兵庫県立西宮病院整形外科部長／四肢外傷センター
塩田　直史	国立病院機構岡山医療センター整形外科医長
德永　真巳	福岡整形外科病院診療部長
三上　浩	徳島厚生連吉野川医療センター，副院長
小川　健一	福山市民病院救命救急センター整形外科科長
杉本　一郎	獨協医科大学越谷病院救命救急センター／整形外科講師
鈴木　卓	帝京大学医学部附属病院外傷センター准教授
黒住　健人	帝京大学医学部附属病院外傷センター准教授
野田　知之	岡山大学病院整形外科講師
山川　泰明	岡山大学大学院医歯薬学総合研究科整形外科学
羽山　哲生	東京慈恵会医科大学整形外科学講座
大谷　卓也	東京慈恵会医科大学第三病院整形外科教授

電子版の閲覧方法

メジカルビュー社 eBook Library

本書の電子版をiOS端末，Android端末，Windows PC（動作環境をご確認ください）でご覧いただけます。下記の手順でダウンロードしてご利用ください。
ご不明な点は，各画面のヘルプをご参照ください。

1 会員登録（すでにご登録済みの場合は2にお進みください）

まず最初に，メジカルビュー社ホームページの会員登録が必要です（ホームページの会員登録とeBook Libraryの会員登録は共通です）。PCまたはタブレットから以下のURLのページにアクセスいただき，「新規会員登録フォーム」からメールアドレス，パスワードのほか，必要事項をご登録ください。

https://www.medicalview.co.jp/ebook/

▶右記のQRコードからも進めます

2 コンテンツ登録

会員登録がお済みになったら「コンテンツ登録」にお進みください。
https://www.medicalview.co.jp/ebook/のページで，1 会員登録したメールアドレスとパスワードでログインしていただき，下記のシリアルナンバーを使ってご登録いただくと，お客様の会員情報にコンテンツの情報が追加されます。

本書電子版のシリアルナンバー
コイン等で削ってください

※本電子版の利用許諾は，本書1冊について個人購入者1名に許諾されます。購入者以外の方の利用はできません。
　また、図書館・図書室などの複数の方の利用を前提とする場合には，本電子版の利用はできません。
※シリアルナンバーは一度のみ登録可能で，再発行できませんので大切に保管してください。また、第三者に使用されることの無いようにご注意ください。

3 ビューアーアプリのインストール

お客様のご利用端末に対応したビューアーをインストールしてください。

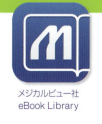
メジカルビュー社
eBook Library

⬇ **iOS版** 『メジカルビュー社 eBook Library』ビューアーアプリ（無料）
App Store で「メジカルビュー社」で検索してください。

⬇ **Android OS版** 『メジカルビュー社 eBook Library』ビューアーアプリ（無料）
Google Play で「メジカルビュー社」で検索してください。
※Kindle Fire には対応しておりません。恐れ入りますが他の端末をご利用ください。

⬇ **Windows PC版** 『メジカルビュー社 eBook Library』ビューアー（無料）
http://www.medicalview.co.jp/ebook/windows/のページから
インストーラーをダウンロードしてインストールしてください。

4 コンテンツの端末へのダウンロード

❶ 端末のビューアーアプリを起動してください。

❷ 書棚画面上部メニュー右側の ⚙ アイコンを押すと，ユーザー情報設定画面が表示されます。
(Android版，Windows版 は表示されるメニューから「ユーザー情報設定」を選択)

ユーザー情報
メールアドレス
パスワード
設定

※画面やアイコンは変更となる場合がございます。

ここでは，**1** の手順で会員登録したメールアドレスとパスワードを入力して「設定」を押してください。
この手順により端末にコンテンツのダウンロードが可能になります。会員登録と違うメールアドレス，パスワードを設定するとコンテンツのダウンロードができませんのでご注意ください。

❸ 書棚画面上部メニューの ➕ アイコンを押すとダウンロード可能なコンテンツが表示されますので，選択してダウンロードしてください。
ダウンロードしたコンテンツが書棚に並び閲覧可能な状態になります。選択して起動してください。

※PCとタブレットなど2台までの端末にコンテンツをダウンロードできます。

5 コンテンツの端末からの削除

端末の容量の問題等でコンテンツを削除したい場合は下記の手順で行ってください。

❶ 書棚画面上部メニューの ➖ アイコンを押すと，端末内のコンテンツが一覧表示されます。コンテンツ左側の削除ボタンを押すことで削除できます。

※コンテンツは **4** の ❸ の手順で再ダウンロード可能です。
※端末の変更等でご使用にならなくなる場合，コンテンツを端末から削除してください。コンテンツをダウンロードした端末が2台あり，削除しないで端末を変更した場合は新たな端末でコンテンツのダウンロードができませんのでご注意ください。

ビューアーの動作環境 ※2019年4月1日時点での動作環境です。バージョンアップ等で変更になる場合がございますので当社ウェブサイトでご確認ください。

iOS
iOS 9 以降をインストールできる iOS 端末

Windows PC ※Macintosh PCには対応していません。
Windows 7/Windows 8.1/Windows10を搭載のPC
(CPU：Core i3 以上，メモリ：4GB 以上，
ディスプレイ：1,024 x 768 以上の画面解像度)

Android
RAM を 1GB 以上搭載した，Android OS 4.0 以降をインストールできる端末

※Kindle Fire には対応しておりません。恐れ入りますが他の端末をご利用ください。

手術の前に I

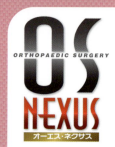

I. 手術の前に

股関節周囲骨折の部位別問題点
合併症発生症例から

国立病院機構岡山医療センター整形外科　佐藤　徹

Introduction

　骨盤輪損傷や寛骨臼骨折は診療医が遭遇する頻度は低いが，ときには侵襲の大きな，生命予後を脅かす手術が必要となることもあり，術前の綿密な計画を必要とすることはいうまでもない。しかしながら翻って，現在年間15万例発生する大腿骨頸部・転子部骨折の治療はいかがであろうか？

　転位のない大腿骨頸部骨折に対する人工骨頭置換術や，さらには人工股関節全置換術（THA）に至っては，増大する日本の医療費を考慮しているとはいえない。とはいえ，大腿骨頸部骨折の内固定に失敗すると二期的追加手術を要するため，適切な手術手技も必要となる。

　大腿骨転子部骨折では，頸部骨折より手術技量やインプラント選択の差が成績に影響するのは自明の理である。人工股関節周囲骨折はできるだけ低侵襲で行い，患者の歩行能力を維持することを目的とする。

　ここでは，骨折別に合併症発生症例を呈示し，その原因を考察することで反面教師として理解いただきたい。

股関節周囲骨折

大腿骨側
1. 大腿骨頸部骨折
2. 大腿骨転子部骨折
3. 大腿骨骨頭骨折

骨盤側
1. 骨盤輪損傷
2. 寛骨臼骨折

人工股関節全置換術と骨折の関係
1. 人工股関節周囲骨折

大腿骨側

1 大腿骨頚部骨折

　内固定の際に最も注意を要する骨折型は，頚部−基部剪断骨折であるPauwels 3型である。本骨折は今なお問題を残しており，新たなゴールドスタンダードの確立が待たれる 図1 。

　内固定の際にもう一つ注意すべきことは，頚部後方の粉砕の有無である。術後，骨頭が回転して内固定が破綻する症例も多く報告されている。術後合併症として，外傷後大腿骨頭壊死が挙げられるが，手術時期や内固定法によって発生率を減少させることは可能であろうか？不幸にして外傷後大腿骨頭壊死を生じた場合，壊死した骨頭を温存するのか，人工骨頭あるいは人工関節に置換するのか，その決め手は何であろうか？

　確たるエビデンスはないものの，小児や青壮年で転位した頚部骨折に内固定を行うならできるだけ早期に行い，症例に応じて関節包切開による血腫除去も必要かと考える。

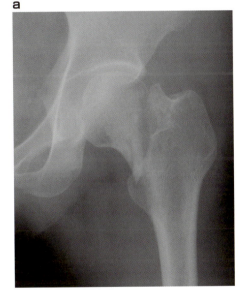
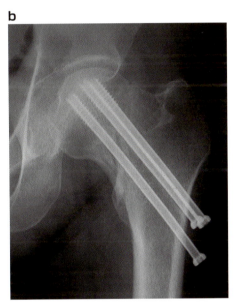
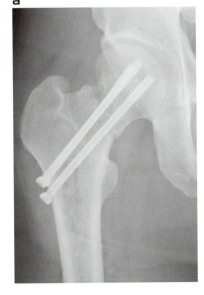
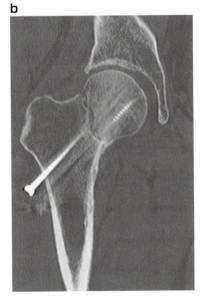

図1　Pauwels 3型の大腿骨頚部骨折

本骨折では，荷重などの生理的負荷方向が骨折線に平行なため大きな剪断力が働き，癒合不全を生じやすい。

症例1-52歳，女性
階段を踏みはずして受傷。径6.5mmのcannulated screw3本を用いて内固定が行われた。
　a：受傷時
　b：術後2週

症例2-48歳，男性
交通事故にて受傷し，内固定が行われたが，疼痛のために歩行困難が持続した。
　a：術直後
　b：術後1年

2 大腿骨転子部骨折

　大腿骨転子部骨折は，高齢者において最も一般的な骨折の一つであり，早期整復内固定が患者の歩行能力維持のみならず，生命予後に影響を与えるといっても過言ではない。

　内固定後の合併症は頻度の高い順に，ラグスクリューの著明なtelescopingと近位大腿外側部の突出，下肢短縮，骨癒合の遷延化による疼痛と歩行障害である。Cut outを生じると再手術が必要となり，手術手技の難易度は飛躍的に上昇する 図2 。

> **コツ&注意 NEXUS view**
> 　一般的に，安定型骨折はcompression hip screw（CHS）あるいはproximal femoral nailのどちらで内固定を行ってもよいが，不安定型骨折ではproximal femoral nailが推奨される。いかなる内固定法が選択されても，良好な整復位を獲得することがキーポイントとなる。

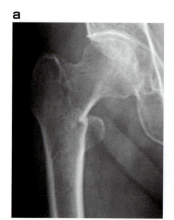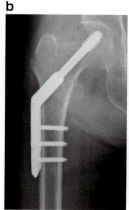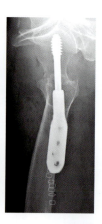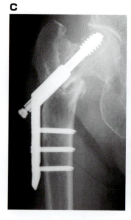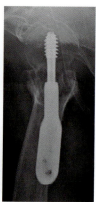

図2 大腿骨転子部骨折

本骨折における著明なtelescopingとcut outはproximal femoral nailの使用により防止できるのだろうか。
症例-83歳，女性
　a：受傷時
　b：術直後
　c：術後6カ月

3 大腿骨骨頭骨折

　本骨折の分類はPipkin分類が一般的に使用されるが，内固定法を選択するのか，切除するのかは骨折部位と大きさによって決定され，手術法に応じた体位とアプローチが選択される。

> **コツ&注意 NEXUS view**
> 　大腿骨骨頭骨折は，股関節後方脱臼あるいは臼蓋後方要素の骨折に合併することが多く，骨頭骨折の部位と骨片の大きさ，軟骨損傷の重症度とともに予後を決定する重要な要素になる。

骨盤側

1 骨盤輪損傷

　不安定型骨盤輪損傷の治療は，迅速かつ患者の全身状態にあわせた的確な治療法が選択されるべきである．特に後方要素の固定は強固な固定力が要求され，破綻は機能不全のみならず生命予後を脅かす．

2 寛骨臼骨折

　寛骨臼骨折の手術療法は，最も手術手技の困難な骨折の1つである．手術手技に際しては外科的解剖とアプローチの習熟が必須であり，稚拙な手術手技は術中の大量出血を引き起こす．股関節面の正確な整復と安定性の獲得により長期間の良好な成績を得ることが可能であるが，整復不良は著明な股関節機能の障害を引き起こす．

> **コツ&注意 NEXUS view**
> 寛骨臼は教科書だけでは決して習得することができない部位であり，手技に習熟した上級医指導のもと，あるいはcadaver trainingなどを受けた後に手術に臨むべきである．

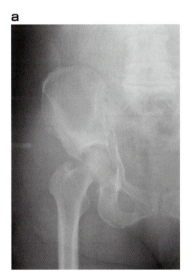
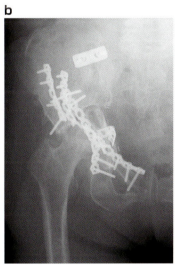
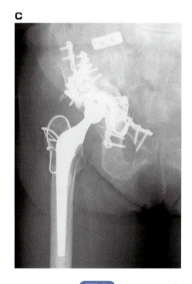

図3 寛骨臼骨折

本骨折に対する整復不良は，短期間で股関節の破綻をきたす．
症例-70歳，女性
　a：受傷時
　b：術後1年
　c：THA後5年

人工股関節全置換術と骨折の関係

1 人工股関節周囲骨折

　人工股関節周囲骨折の治療方針は人工股関節全置換術（THA）を主に行っている股関節外科医と，骨接合を主として行っている整形外科医とは治療の原点が異なる。大腿骨ステムの弛みの有無によって再置換術か骨接合が選択されるが，外傷を専門とした整形外科医は骨接合を適応することが多い。

　内固定法に失敗すると容易にインプラント破損を生じることとなる 図4 。人工股関節再置換術（revision THA）が選択された場合も，骨癒合という観点からみれば成績は決して良好とはいえず，十分なインプラントの選択と固定法の検討が求められる。

> **コツ&注意 NEXUS view**
> 骨接合ではプレート固定が第一選択とされることが多いが，キーポイントは，①応力集中を避けること，②骨折形態に応じた固定法を選択すること，である。すなわち，単純骨折ではできるだけ解剖学的整復と絶対的安定性を目指し，粉砕骨折では相対的安定性を目指すことである。

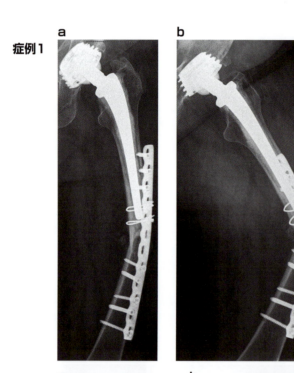
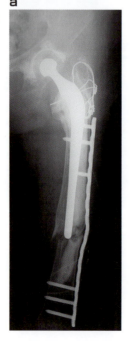
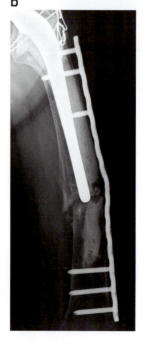

図4 人工股関節周囲骨折
本骨折では，応力集中とプレート自体の剛性を考慮する必要がある。
症例1-74歳，女性
　a, b：術後3カ月でプレート破損
症例2-83歳，女性
　a：術直後
　b：術後6カ月で内反変形

股関節周囲骨折の問題点を部位別に記載，代表的な合併症症例を呈示した．

　治療困難なこれらの症例をいかにして治療していくのか，本項を参考に，治療にあたることを期待している．

大腿骨側 II

II. 大腿骨側

大腿骨頚部骨折に対する骨接合術

佐賀県医療センター好生館整形外科／外傷センター　前　隆男

Introduction

　大腿骨頚部骨折の主体は高齢者であり，早期に適切な手術を施行することが要求される。
　安定型骨折に対して骨接合術を行うことで早期離床が可能となる。一方，不安定型骨折では早期離床荷重歩行を遂行するためには，人工物置換術もしくは人工骨頭置換術が選択される。いずれの場合も優れた手術法ではあるが，全例において高度の骨粗鬆症を有しており，さらに認知症を合併している場合も少なくなく，そのために思わぬ術後合併症をきたすことがある。

術前情報

●適応

　分類の目的は治療方針の拠り所，情報の共有である。現在はGardenのstage分類が多用されているがintra-observer, inter-observer varianceが少なくない。そこで頚部骨折を安定型と不安定型に二分することが行われてきている[1] 図1 。
　一般的に安定型には骨接合術を不安定型には人工骨頭，人工股関節全置換術（THA）が選択される。ただし，60歳未満の不安定型では，可及的早期の骨接合術を選択している。

●麻酔

　手術時間は整復に要する時間も含めて1時間程度であるため，一般には腰椎麻酔が一般的であろう。ただし各施設の事情や患者の状況によって全身麻酔を選択することもある。

●手術体位

　牽引台を使用して仰臥位をとることが多い。健側は股関節屈曲，外転，外旋させる。術中Cアーム装置は脚の間より入れ，正面を透視する。側面像に関してはCアームを下より回して透視する。

●固定材料の選択

　骨頭下骨折（AO type B1, B3）の場合は，頚部内側皮質が損傷されていないため3本の中空スクリュー（CCS），フックピンやバレルスクリューでの固定が可能である 図2a 。
　頚基部骨折や中間部剪断骨折（AO type B2.1, B2.3）の場合は，支持すべき支点がないため角度安定性を有するsliding hip screw（SHS）を必要とする 図2b 。このインプラントは骨頭の内反，後捻転位を防止することが可能であるが，回旋防止機能はないため，理想的には角度安定性を有した回旋防止スクリュー 図2b の追加が必要となる。

手術進行

1. 整復
2. 切開デザイン
3. 外側広筋の展開
4. ガイドピンの挿入
5. 内固定の設置
6. 後療法

Fast Check

① 術前にすでにDVT（深部静脈血栓）や無症候性PE（肺血栓塞栓症）などを合併している場合があり，チェックが必要である。
② 単純X線像では骨折線の部位やタイプが不確実であり，CTでのチェックが有用である。
③ 高齢者では抗凝固薬を投与されていることが多く，術後出血や血腫などのチェックが重要である。

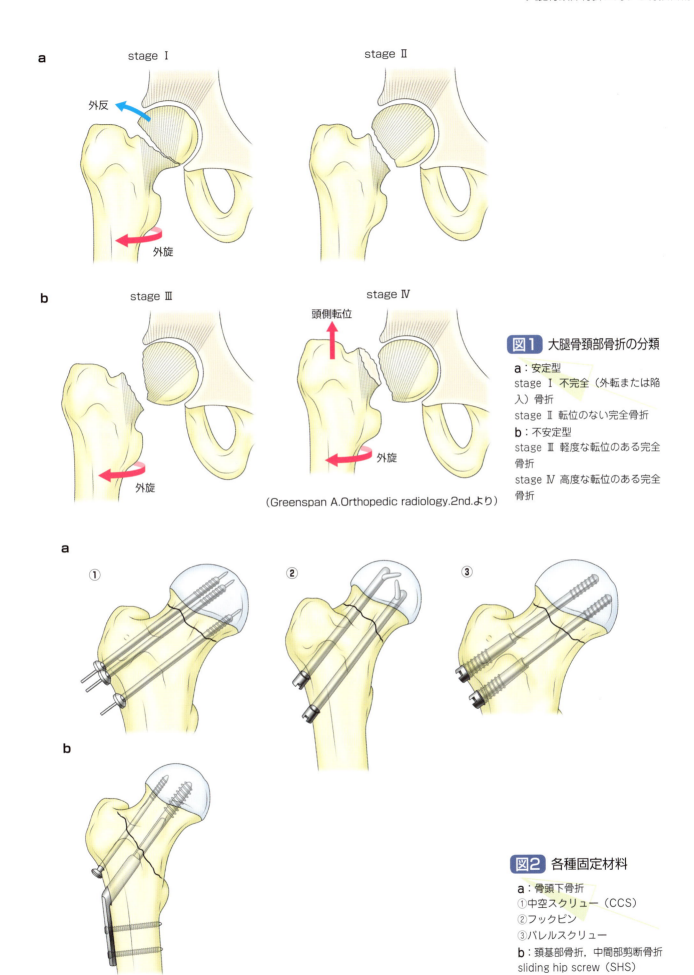

図1 大腿骨頚部骨折の分類
a：安定型
stage Ⅰ 不完全（外転または陥入）骨折
stage Ⅱ 転位のない完全骨折
b：不安定型
stage Ⅲ 軽度な転位のある完全骨折
stage Ⅳ 高度な転位のある完全骨折

（Greenspan A.Orthopedic radiology.2nd.より）

図2 各種固定材料
a：骨頭下骨折
①中空スクリュー（CCS）
②フックピン
③バレルスクリュー
b：頚基部骨折，中間部剪断骨折
sliding hip screw（SHS）

手術手技

1 整復

　安定型ではその状態での内固定を行うが，外反変形や伸展変形程度が強いものは，固定後の関節適合性が損なわれるため，愛護的に整復を行うこともある。

　不安定型では変形矯正後の内固定が不可欠である。整復法としては，長軸方向へ牽引しながら外転し，正面像での整復を行う 図3a 。その後側面像で確認しながら内旋すると多くは整復される 図3b 。前方突変形が矯正されない場合には前後方向より患部を押さえると整復される。この状態にて少し牽引を緩めてかみこませる 図3c 。

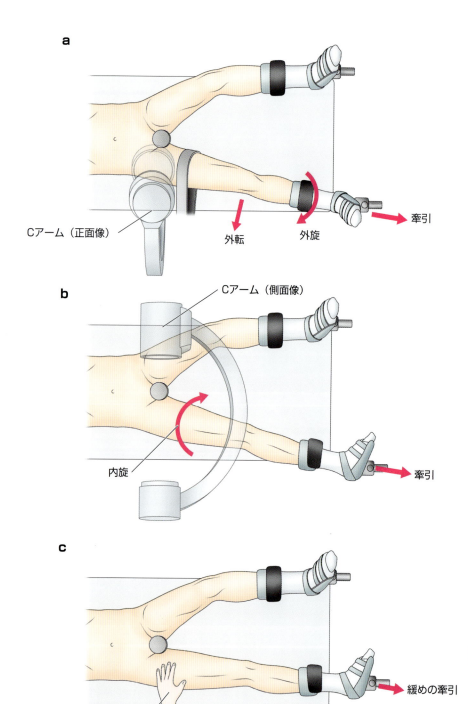

図3 不安定型骨折に対する整復法
a：正面像で確認
b：側面像で確認
c：前方突変形が矯正されない場合

整復状態の指標としてはGarden alignment indexを用い，正面像160〜180°，側面像で180°を基準とする 図4 。

> **コツ&注意　NEXUS view**
> 整復の際に，イメージインテンシファイアでは骨梁の確認が容易ではないため，必ずX線撮影をすることが重要である。しかし不安定性があるものはone cortical medial positionで固定することが多い 図5 。
> ＊one cortical medial position：正面像で頚部内側骨皮質が，骨頭内側骨皮質より内側に位置する。

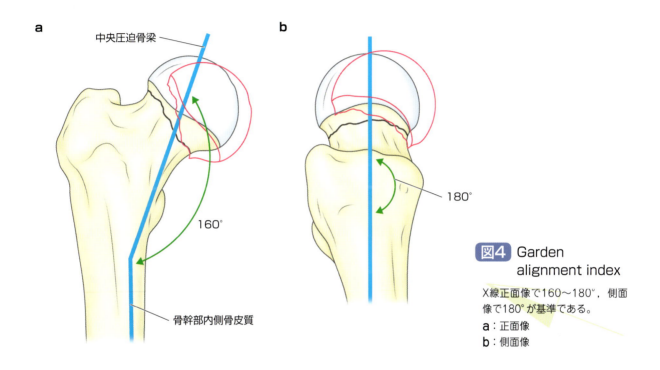

図4 Garden alignment index
X線正面像で160〜180°，側面像で180°が基準である。
a：正面像
b：側面像

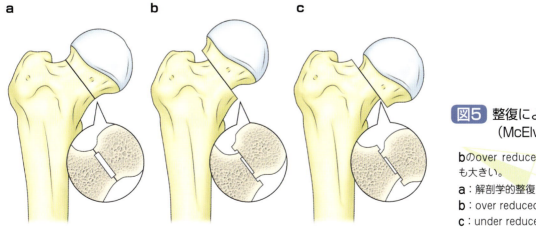

図5 整復による固定性（McElvennyの説）
bのover reducedの安定性が最も大きい。
a：解剖学的整復
b：over reduced
c：under reduced

2 切開デザイン

マーキングは，小転子下方を通るレベルで大腿骨外側骨皮質から頚部内側髄内皮質に接する線を基軸とする 図6 。

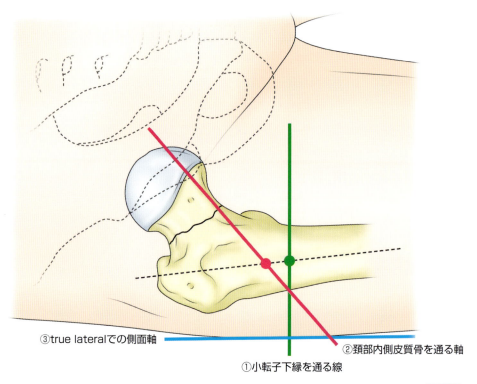

③true lateralでの側面軸
②頚部内側皮質骨を通る軸
①小転子下縁を通る線

図6 切開デザイン
①の骨幹部軸との交点と，②の骨幹部軸との交点の間が皮切となる。

3 外側広筋の展開

皮膚と皮下を展開して大腿筋膜張筋を露出する。大腿筋膜張筋の後縁で切開し図7a，外側広筋を同定して鈍的に展開して外側骨皮質に到達する図7b。線維方向に鈍的に分けて大腿骨に到達する図7c。この際，外側広筋への貫通枝があるので凝固しておく。挿入方向を考えると後方よりの展開が望ましい。

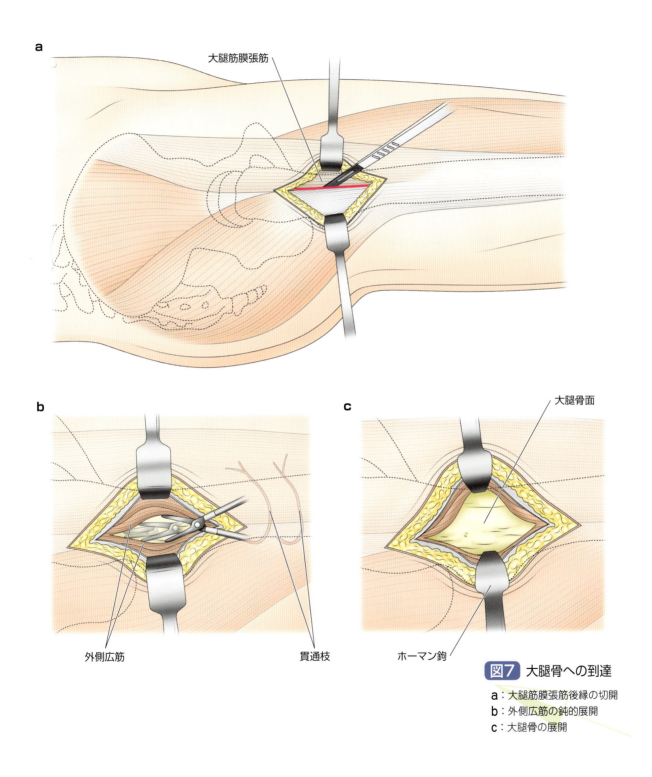

図7 大腿骨への到達
a：大腿筋膜張筋後縁の切開
b：外側広筋の鈍的展開
c：大腿骨の展開

4 ガイドピンの挿入

中空スクリュー（CCS）

　骨幹部外側骨皮質に到達したらイメージインテンシファイアで確認しながらガイドピンを挿入する。

　1本目のガイドピンは頸部内側髄内皮質に沿わせるように挿入する 図8a 。この際，CCSの先端が骨折線を越えるように軟骨下骨まで挿入することが重要である。このスクリューによって骨頭の内反を防止する。

　残り2本のガイドピンを逆三角形になるように挿入するが，後方のガイドピンより挿入して後方への転位を防ぐ 図8b 。施設によっては三角形状に挿入しているケースもあるが，遠位挿入部の骨折のリスクが上昇することと，遠位部に平行に2本入れることは，手技上少し難易度が上がる。またその固定力は逆三角形挿入より劣ると報告されている[2]。若年者の不安定型に対してはこの3点固定の原理を厳守する必要がある。

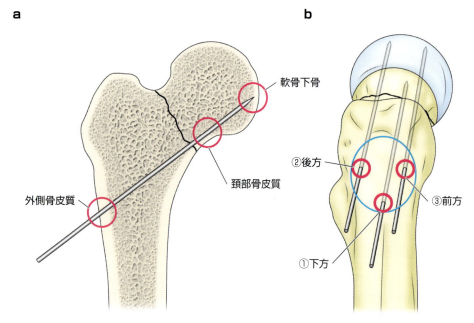

図8 CCSガイドピンの挿入

a：1本目のガイドピン
①外側骨皮質，②頸部骨皮質，③軟骨下骨の3カ所での支持が重要である。
b：2，3本目のガイドピン
①下方→②後方→③前方の順で挿入する。

フックピン

2本のインプラントを使用する。遠位のピンは骨頭の内反防止，近位ピンは後方転位を防止する役割をもっている。そのためには設置位置として，遠位ピンは頚部内側髄内皮質に，近位ピンは後方髄内皮質に接することが求められる。これらの髄内皮質と外側骨皮質の2点で接触することで角度安定性が得られる仕組みである 図9a 。遠位ガイドピンのドリリングを中空ショートドリルにて行う。ドリルを残したまま，次は近位のガイドピンを挿入し，中空ロングドリルにてドリリングをする 図9b 。

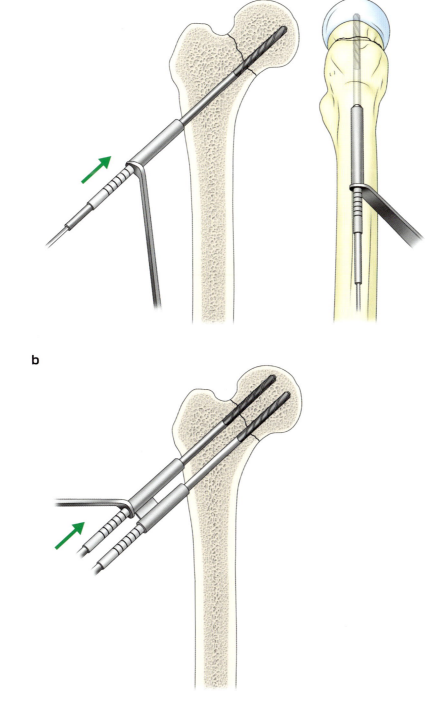

図9 フックピン挿入のためのドリリング

a：遠位ガイドピンのドリリング。遠位ピンは頚部内側髄内皮質に接するように挿入する。
b：近位ガイドピンのドリリング。近位ピンは後方髄内皮質に接するように挿入する。遠位ドリリング後，ドリルを残したまま近位ドリリングを行う。

バレルスクリュー

　デバイスを用いて135°の角度にて，前後像では頚部内側髄内皮質直上で，側面像では骨頭中心を通る位置に軟骨下骨まで挿入する。
　パラレルデバイスを用いて近位ガイドピンも挿入する図10。

> **コツ&注意　NEXUS view**
> 　いずれのガイドピン，スクリューを挿入する際も，挿入部が小転子下端より遠位にならないようにする図11。
> **CCS**：圧迫力があり，テレスコープでのインプラント刺激がある。
> **フックピン**：圧迫力はなし，自動運動および荷重による圧迫，麻痺や寝たきり患者には不向きである。フックの先端が骨頭の最も骨密度の高い部分に位置するように挿入する。
> **バレルスクリュー**：圧迫力があり，挿入部のインプラントサイズが大きい。

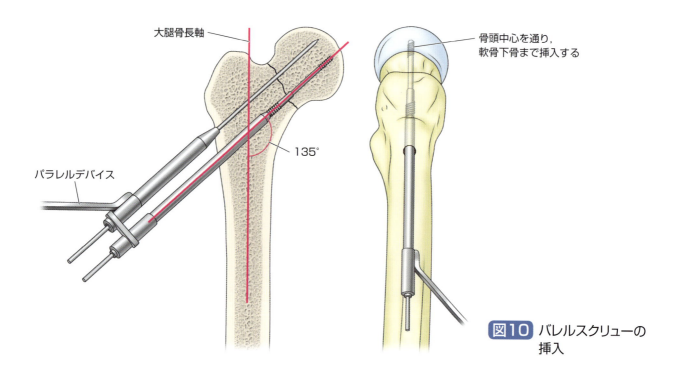

図10 バレルスクリューの挿入

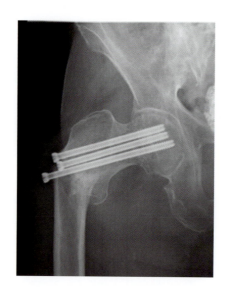

図11 挿入部の位置
小転子下縁より遠位にならないようにする。

5 内固定の設置

中空スクリュー（CCS）

　長さを測定後，近位外側部をドリルにて開窓する。ドリリングはガイドワイヤーのスレッドを少し越えたところまでしっかりと行う 図12 。セルフタップのため選択したサイズを挿入する。不安定性のある骨折タイプであれば，圧迫力を加えながら挿入していく。

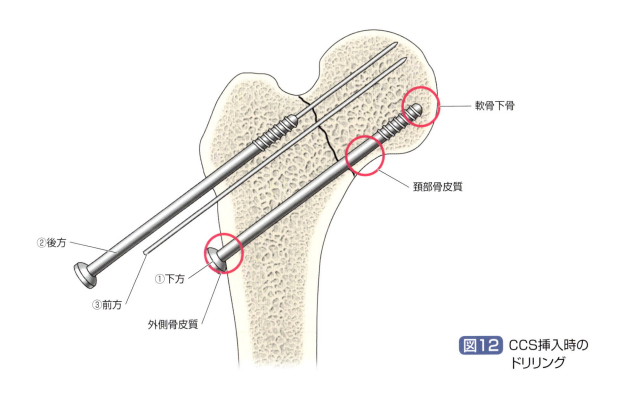

図12　CCS挿入時のドリリング

フックピン

まず遠位部のフックピンの設置を行う。ドリル穴に骨屑が残ってしまうとピンの挿入が妨げられるため，ドリル抜去の際には正回転で行うことが必要となる。挿入器具を装着して組み立て，フックが前方に位置するようにガイドラインを確認して挿入する 図13a。

次に後方のドリルを抜去し，同様にフックが上方に向くように挿入する 図13b。

> **コツ&注意　NEXUS view**
>
> CCS 3本とフックピン2本（ただし8mm以上の間隔）は同程度の剛性をもっている。
> ピンの長さは，測定した長さよりやや長めのピンを選択する。
> フックは骨頭中心に向けて伸ばしていく。

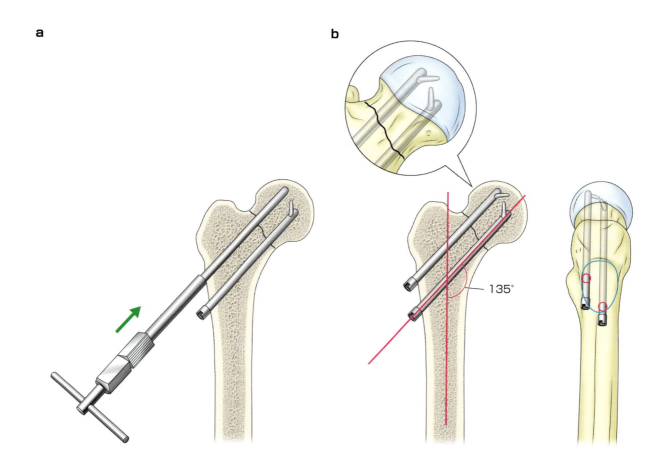

図13　フックピンの挿入
a：フックは前方に位置するように挿入する。
b：フックの開窓部が上方に向くように挿入し，フックが骨頭中心に向かうように設置する。

> **コツ&注意　NEXUS view**
>
> フックが骨頭中心に向かうためには，遠位のガイドピンの挿入が重要である。頚部内側髄内皮質に接し，骨頭の下1/3を通過して骨頭軟骨下骨に接するまで挿入する。側面像では同時に平行であることが必要である。

バレルスクリュー

遠位のドリリング後，スタビライザーを設置する。

次に近位のガイドピンのドリリングを行う。計測した長さにコンビネーションドリルを調節し，ドリリングを行う。バレルスクリュー挿入の際にはラグスクリュードライバーにて挿入を開始し，スレッドバレルネジ部が外側に到達した後，スレッドバレルドライバーにて挿入する 図14a，図14b。適切な位置にスレッドバレルを設置して再度ラグスクリューを挿入する 図14c。

遠位部のスクリューも同様の手技にて設置を行う。遠位のスレッドバレル部位はタッピングが薦められる。

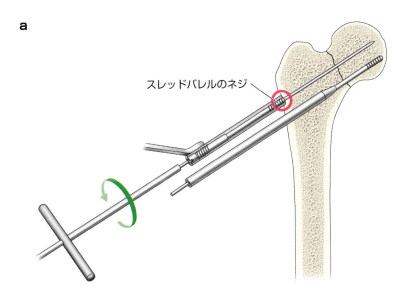

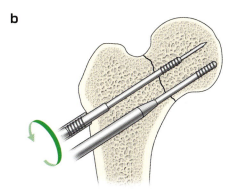

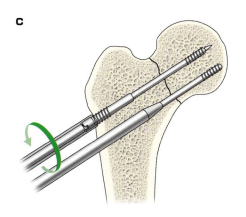

コツ&注意 NEXUS view
ラグスクリュードライバーのマーキングリングがスレッドバレルに接触後も締め続けると骨折部に圧迫がかかるが，固定性を損なう可能性もあるので注意する。

図14 バレルスクリューの挿入

a〜c：ラグスクリュードライバーで挿入し，スレッドバレルのネジ部分が骨皮質に接触したら（赤丸部分），スレッドバレルドライバーでスレッドバレルを骨内に挿入する。

トラブル NEXUS view

整復位が得られない！

整復位が得られない場合は，切開を近位に延長して前外側アプローチとする 図15a。大腿筋膜張筋と中殿筋前縁の間を進入し 図15b，下肢をやや外旋，外転して関節包を露出させる。この際，大転子より近位5cmほどのところには上殿神経の分枝が走行しているので，これを損傷しないよう十分に注意する。

次に関節包を確認し，レトラクターを内外側にかけて関節包をT字型に切開する 図15c。その後，骨折部を露出させて直接整復し，仮固定する。

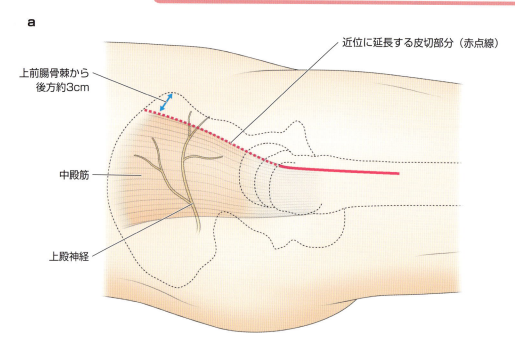

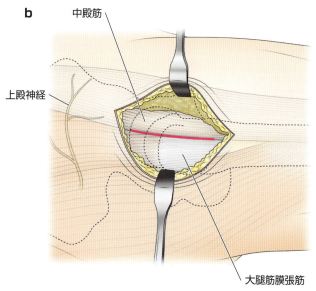
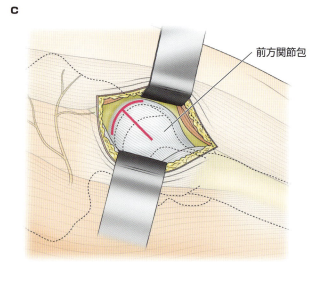

図15 前外側アプローチ

a：中殿筋前縁が大腿骨に付着する点から，上前腸骨棘から後方約3cmに至る皮切とする。
近位は上殿神経を損傷する場合があるので注意が必要である。
b：筋膜は中殿筋と大腿筋膜張筋の間を進入する。大腿筋膜張筋部分では筋膜が薄いため，色調が中殿筋部分と異なり境界部が確認できる。また，その近傍には筋膜を貫く血管束が確認できる。
c：前方関節包をT字切開する。

6 後療法

　安定型は，早期より荷重開始としている。

　不安定型は，経時的なX線像と臨床所見とを照らし合わせ，適時，随意荷重を開始している。随意荷重を行う際，骨折部が不安定な場合は荷重での疼痛が出現したりするため，その場合には荷重制限を自ら行う。この場合，疼痛の軽減度合いをみながら荷重アップを行う。経過に問題なければ全荷重まで移行する。

　整復が悪い場合やピン挿入位置に問題がある場合は，荷重によって骨折部には剪断力が生じるため癒合に悪影響を及ぼす。

文献

1) Thomsen NOB, et al. Observer variation in the radiographic classifiacation of fractures of the neck of the femur using Garden's system. International Orthopaedics (SICOT). 1996 ; 20 : 326-9.
2) Oakec JW, et al. Does Screw Configuration Affect Subtrochanteric Fracture after Femoral Neck Fixation? Clinical Orthopaedics & Related Research 2006 ; 443 : 302-6.

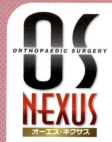

II. 大腿骨側

大腿骨頚部骨折・人工骨頭に対する進入法の使い分け

日本医科大学大学院医学研究科整形外科学　河路　秀巳
日本医科大学大学院医学研究科整形外科学　植松　卓哉

Introduction

　股関節に至る進入法としては，前方進入，前外側進入，外側進入，後外側進入などに分類される。大腿骨頚部骨折に対して人工骨頭置換術を行う際は，多くの医療機関でMooreのアプローチに代表される後外側進入が行われていると思われる。

　一方で，いわゆる前方系の代表的な進入法の一つとして，Bertinにより提唱されたOCM-modified Watson-Jonesアプローチ（OCMアプローチ，中殿筋と大腿筋膜張筋間より進入する筋腱非切離のアプローチ，前外側進入）がある。習熟した進入法で手術を行うのが最も安全で確実であることはいうまでもないが，本術式の筋腱非切離による術後の筋力回復の早さや疼痛の少なさは，明らかに患者にとって利益になると考えられる。また術後脱臼の発生がほとんどみられないことも本術式を選択する利点である。

　本術式を後外側進入と比較した場合の適応・手術法について解説する。

術前情報

●適応と禁忌

　前外側進入も後外側進入も絶対禁忌といえるものはない。

　前外側進入に関しては，松原[1]は，後外側進入のみを行ってきた施設で本術式を行う際は，前方からの解剖学的位置関係を十分に理解したうえで，慣れないうちは可動域が比較的保たれており，股関節単純X線正面像で上前腸骨棘と大転子頂部の距離が十分（10cm以上）ある症例を選択することで，展開中に中殿筋に邪魔されにくい視野が得られやすいとしている。また平川ら[2]はBMI28以上，または男性で筋肉質の患者は展開に難渋することがあり難易度が高くなる，としている。

　後外側進入に関しては，大腿骨頚部骨折の患者では受傷前のADL（日常生活動作）や栄養状態が芳しくない場合も多く，殿部，皮切近傍に褥瘡などがある場合など，注意を要する。そのため術前に確認しておくことが重要である。また脳梗塞後の麻痺を有する症例や認知症患者は，術後の脱臼リスクが高くなる。

　いずれのアプローチの場合でも，個々の患者が術後の生活上で頻回にとるであろう肢位が何であるかを推察することで，アプローチ決定の一助とする必要がある。

●術前準備

　アプローチによる用意すべき器材の差異として，筋鉤類およびラスピングハンドルがある 図1。

　前方系アプローチでは，特にラスピングの際に後方進入で使用するようなストレート型のハンドル 図1b ではなく，オフセットのついたハンドル 図1a が便利である。また前方系アプローチの経験症例の少ないうちは，術中X線透視などでステムの挿入方向などを確認できる準備が必要である。

手術進行

1. 皮切
2. 筋膜切開・展開
3. 関節包の処理
4. 大腿骨頚部骨切りと骨頭抜去
5. 大腿骨の挙上
6. 開口およびラスピング・ステムの挿入
7. 脱臼整復
8. 閉創
9. 初期の後療法

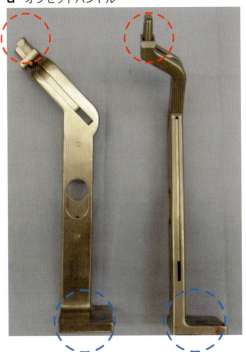
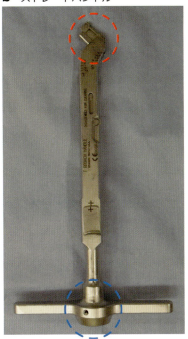
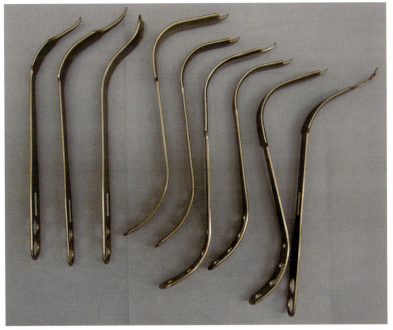

図1 ラスピングハンドルおよびレトラクター

a, b：赤点線部分にステム近位部を接続し，青点線部分をハンマーで叩き込む。
c：弯曲の強いものを使用することが多い。後方進入ではあまり使用しない。

● 体位

後外側進入は完全側臥位で行う。

一方，OCMアプローチは仰臥位もしくは側臥位で行う。当院でOCMアプローチ行う際は，多くの術者が用いる側臥位で行う 図2 。仰臥位で行う場合と異なり，術中の下肢可動域が自由になる利点がある。平川ら[2]は骨盤傾斜が垂直方向に正確に保てないことや，脚長差など正確性に劣るなどの欠点があるとしているが，人工骨頭置換術の場合は骨盤の傾斜はさほど問題にならない。

手術台の工夫として，OCMアプローチでは脱臼肢位が伸展・外旋・内転となるため手術ベッドの下肢部分の後ろ半分を外しておき，大きめのリネンで足袋を作成することで，患肢の清潔が保てる 図2 。松原[1]は骨盤支持器を用いて固定する際は，上前腸骨棘が支持器の圧迫部より十分に遠位となるように固定すると以後の操作が容易であるとしている。

当院では，腹側の固定は後外側進入の場合は上前腸骨棘とし，前側方進入の場合は恥骨結合部分としている。

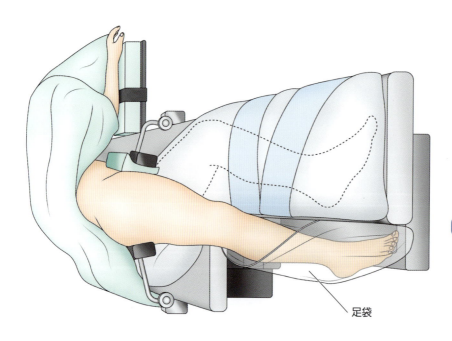

図2 体位

側臥位で行う利点は，術中の下肢可動域が自由になることである。手術ベッドの下肢半分を外して足袋を設置し，患肢を入れて清潔領域を保持する。

足袋

❶ 上前腸骨棘と大転子頂部の距離が短かったり（10cm以下），筋肉質，肥満体質の患者にはOCMアプローチの選択は慎重を要する。
❷ オフセットハンドルおよび前方系進入用のレトラクターが必要である。
❸ OCMアプローチは仰臥位もしくは側臥位があり，脱臼肢位が伸展・外旋・内転となる。

手術手技

1 皮切

　大腿骨近位前方部分を皮膚上から圧迫すると，大腿筋膜張筋と中殿筋前縁の境界が皮膚の窪みとして触知できる。この皮膚の窪みにマーキングした後，上前腸骨棘より5cmほど腸骨稜に沿った背側の点を起始とし，先述のマーキング部分を結んだ線のうち遠位約8〜10cmを皮切とする 図3 。肥満患者の場合は最終的にはやや大きめの皮切になる。

　平川[3]は，大転子近位端より2.5cm遠位の点より大転子前側縁1/3を通り，上前腸骨棘から4〜5cm後方を結んだ線上で，大転子側，3cmほど入る皮切とし，大腿筋膜は皮切と平行な位置で切開するとしている。

　松原[1]は，大転子近位端より4cmのところに破線を引き，これ以上近位では上殿神経が中殿筋から大腿筋膜張筋への終枝を出す部位にあたり，上殿神経を傷害しやすい部位であることを認識すべきであるとしている。中殿筋と大腿筋膜張筋の筋間が比較的見極めやすいため，当院で頚部骨折に対してOCMアプローチを行う際はこの皮切・展開を行うことが多い。

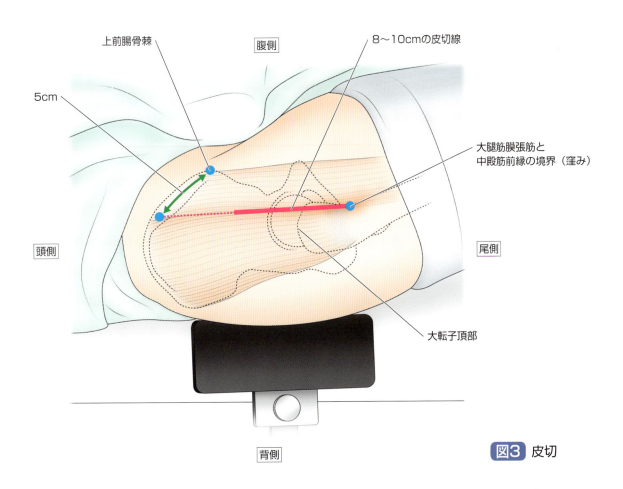

図3 皮切

2 筋膜切開・展開

　皮切後，股関節軽度屈曲，外転（中殿筋群の緊張が緩むため），内・外旋中間位，膝伸展位とし大腿筋膜を切開する 図4 。中殿筋と大腿筋膜張筋の筋間は目視では不明瞭な場合があるが，指で軽く圧迫し，筋間が判明したら鈍的に分け，臼蓋縁付近まで展開しつつ指を愛護的に中・小殿筋群と関節包の間に滑り込ませ，スペースを徐々に確保して剥離する。

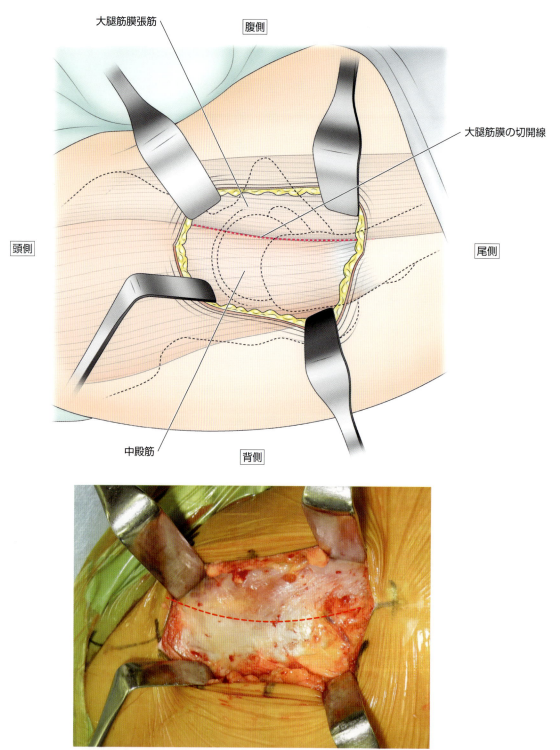

赤点線（筋間）の上（大腿筋膜張筋）と下（中殿筋）でうっすら色調が変わっている。　図4 筋膜切開

次いで大腿骨頚部の大転子内側縁（肩部）より筋鉤を挿入し，関節包近位端を視野におく 図5 。大腿骨頚部内側はコブラスパトリウムを用いて関節包に付着した（部分的にこびりついた感じの）軟部組織を遠位側へ剥離し，関節包前面を明らかにする。

平川ら[2]の皮切で進入した場合，筋膜は皮切と平行な位置で切開した後，その時点では直視下には大腿筋膜張筋と中・小殿筋の筋間は確認できない。

> **コツ&注意 NEXUS view**
>
> 展開する際，筋膜を下層の筋層からしっかり指で剥離し，中・小殿筋群を後方にレトラクトして関節包を確認する。このとき視野の確保を求めるあまりレトラクトし過ぎると中殿筋を損傷するので，少しずつ優しく行う 図5 。

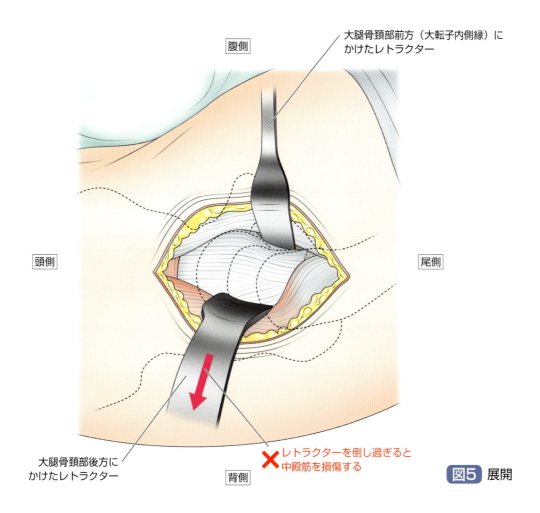

図5 展開

3 関節包の処理

関節包がみえてきたら 図6 ，明らかに安全と考えられる視野の中央で頸部軸上に切開を入れる．触診上の骨の輪郭と，助手に内外旋・内外転などの操作をしてもらいながら関節包上から触れることにより，関節の位置はある程度把握できることが多い．

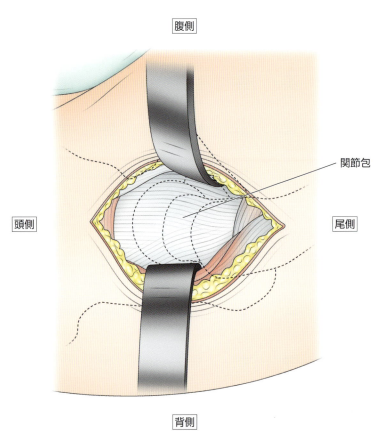

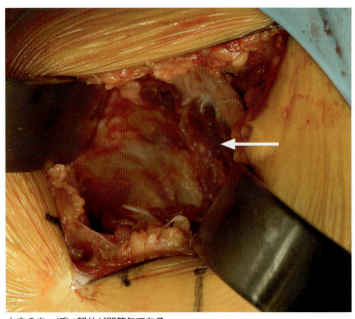

中央の白っぽい部分が関節包である．

図6 関節包の露出

関節液（骨折の場合は血性であることが多い）が流出したら切開部位としては正しいため，コッヘルなどで端を把持しつつ，基本的にはH型に切開していく 図7 。

> **コツ&注意 NEXUS view**
> 　関節包は通常切除するが，整復後に伸展位で脱臼しやすい場合もあるため，前頭側はインピンジしない程度の範囲に切除をとどめている。また近位，特に10時〜2時くらいの範囲では，関節唇に切れ込みを入れてしまう危険があるため注意が必要である 図7 。
> 　しかし，前方関節包の切り残しが多いと骨頭整復操作の阻害因子になるばかりか，カップサイズ決定時のトライアルの挿入すら困難となることがある。骨頭を抜去してから丁寧に関節包切除を追加していくのが，安全かつ時間の短縮につながると思われる。

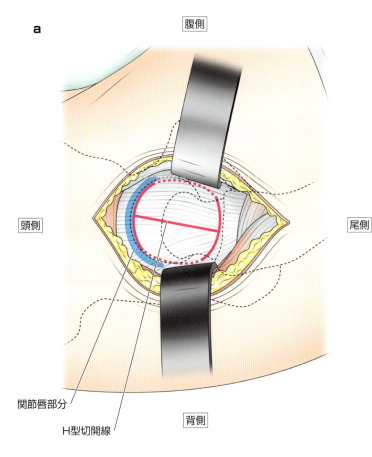

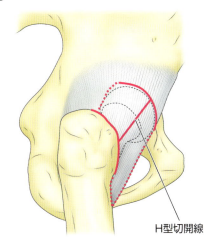

a　腹側／頭側／尾側／背側
関節唇部分
H型切開線

b
H型切開線

> **コツ&注意 NEXUS view**
> 　関節包を切離する際，不慣れな場合や関節包が肥厚している場合，切離すべき位置がよくわからないこともあり，術者の想像以上に高位レベル（臼蓋縁より近位）に切れ込みを入れてしまうことがあるので注意する。

図7　関節包の切開
a, b：H型切開線。
近位（10時〜2時の範囲）では関節唇（青色部分）に切れ込みを入れてしまう危険があるので注意する。

4 大腿骨頸部骨切りと骨頭抜去

関節包切開後，股関節伸展，膝屈曲位で可能な限り股関節外旋とし，大腿骨頸部の骨切りを行う。

OCMアプローチでは，後外側進入のように小転子を触知することは困難であるため，大転子の頂点や外側大腿骨頸部基部（サドル部）などをランドマークとし，術前計画で作図した骨切り線を電気メスなどでマーキングし，ボーンソーで頸部骨切りを行う 図8a 。後方進入に比較してどうしても骨切り線が近位寄りになってしまうことが多いように思われる。結果的に整復・脱臼の操作が難しくなり，操作過程での術中骨折の発生リスクが高まる。

> **コツ&注意 NEXUS view**
>
> 骨折部より遠位の頸部の適当な部位で骨切りを行い，だるま落としの要領で頸部を切除し，下肢外旋位が十分にとれるようになったところで骨頭抜去，その後再度目的とする位置で骨切りを行う方法もある。
>
> コブラスパトリウムなどを大腿骨に沿わせるように挿入し，小転子にぶつかるまでの距離を測定して骨切り線が妥当であるかを確認する 図8b 。

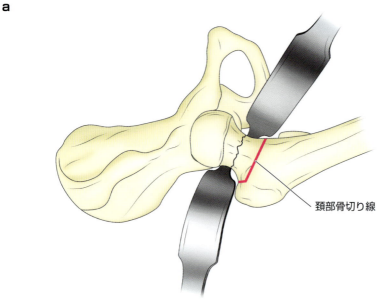

図8 大腿骨頸部骨切り

a：頸部骨切り線
OCMアプローチでは小転子を触知することが困難なため，骨頭の頂点や外側大腿骨頸部基部（サドル部）などをランドマークにしてボーンソーで骨切りする。

b：骨切り線の確認
コブラスパトリウムを大腿骨に沿わせるように挿入して先端が小転子にぶつかったら，そこから約1cm近位が骨切り線になる。

5 大腿骨の挙上

　大腿骨ラスピングに際して最も大きな問題は，大腿骨骨切り部の挙上が難しいことである．ラスプ刺入部の展開が不十分だとステムの内・外反挿入や後方骨皮質を穿孔する危険もあり，さらにステム挿入操作時の軟部組織損傷などの原因となる．

　大腿骨の良好な展開のためには，頚部骨切りを終えた時点で後面の小転子を触知し，骨切り高位が適切であるか再度確認し，次いで大腿骨を伸展・外旋・内転肢位として大転子にレトラクターをかけて挙上することが必要である．

　著者らは，大腿骨の挙上を一気に行うのではなく，レトラクターをかける位置を調整しつつ何段階かに分けて行っている．その過程で取り切れていなかった関節包を切除していく 図9a 。

　骨切り線付近の大腿骨前方は，外側広筋を筋鉤で遠位に保護した後，関節包残存組織を切除する．

　大転子頂部付近では，関節包と中殿筋の間にレトラクターをかけた後，大転子に付着した軟部組織を大腿骨軸に平行方向に1横指ほどの切開を加え，コブラスパトリウムなどを用いて後面にかけて大腿骨と軟部組織を剥離する．

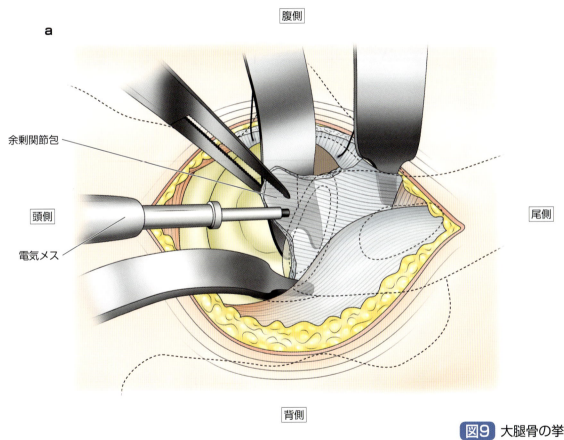

図9　大腿骨の挙上①

a：余剰関節包組織の切除
大腿骨骨切り部周囲にある余剰関節包組織を電気メスでこまめに切除する．

> **コツ&注意　NEXUS view**
>
> 　当然ながら一連の操作で中・小殿筋・外旋筋群の付着部を損傷しないように注意する。大腿骨を挙上させようとするあまり，関節包の後縁付近で過剰に関節包の剥離を行うことは，後方安定性を損うため危険である。
> 　一連の操作中，患肢は足袋の中に入れて清潔に保つ。レトラクターをかける位置と方向により大転子骨折を起こしたり，ラスピング操作の邪魔になったりするため，愛護的操作を心がけるとともに，安全かつ安定したレトラクトができる位置・方向を慎重に決める 図9b，図9c 。

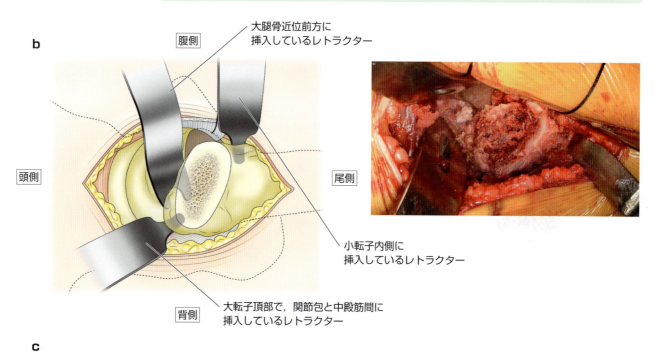

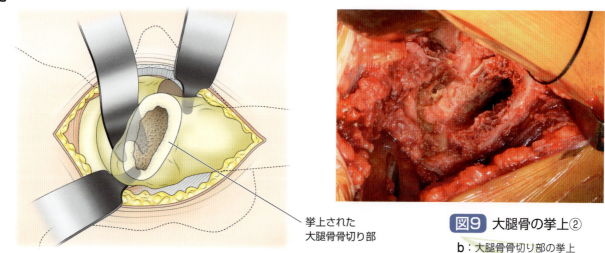

図9　大腿骨の挙上②
b：大腿骨骨切り部の挙上
c：ラスピングの準備が整った大腿骨骨切り部

　次に，大腿骨エレベーターを小転子部もしくは大腿骨頚部にかけることで大腿骨骨切り部を挙上する。エレベーターの爪の圧迫により，骨切り部後面に骨折を起こすこともあるため注意する。

　助手は手で患肢膝部を下方に押し下げつつ，足で足袋ごしに患側下腿を，健肢が乗っている手術台の下にくるくらい内転させる。もちろん慎重・愛護的に行う。関節包の剥離が十分でないのに無理に下肢を内転外旋しようとすると，操作による大腿骨の螺旋骨折や大転子骨折を生じる原因となる。

6 開口およびラスピング・ステムの挿入

　近位大腿骨が十分に展開できたら，転子窩やや後方より開口し，リーミングする。大腿骨挙上が十分にできていれば通常のストレートハンドルを用いたラスピングが可能であるが，皮膚・軟部組織の損傷を防ぐためにオフセットのついたラスプハンドルを用いるほうが安全である 図10 。

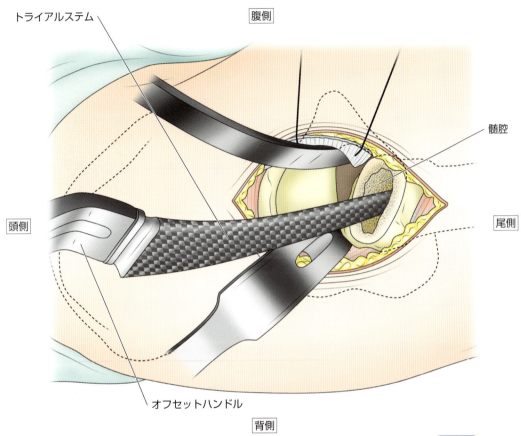

図10 ラスピング

オフセットハンドルに取り付けたトライアルステムで髄腔内の海綿骨を削る。
ストレートハンドルを使用すると，患者の身体にぶつかるなど，髄腔内にステムをまっすぐに入れられないことが起こりうる。

近位大腿骨の展開が不十分だと下肢の内転・外旋操作が足りず，リーミングやラスプ操作で大腿骨前方部分を過度に削ってしまい，ステム挿入時に大腿骨骨折（穿破を含む）を生じたり 図11b ，図11c ，ステムが内反位で挿入されたり，アンダーサイズのインプラントしか挿入できない結果，荷重によるステム沈下を引き起こしたりする。従って手技に自信がつくまでは，術中X線透視での確認ができるよう術前準備をしておくべきである。

> **コツ&注意 NEXUS view**
> ラスピングは後方進入の際よりも，ラスピング操作の際のハンマーを叩き込む音などに注意を払いつつ，"より愛護的に"を意識しながら行うことが，挿入方向の異常や穿破発生予防の一助となる 図11a 。

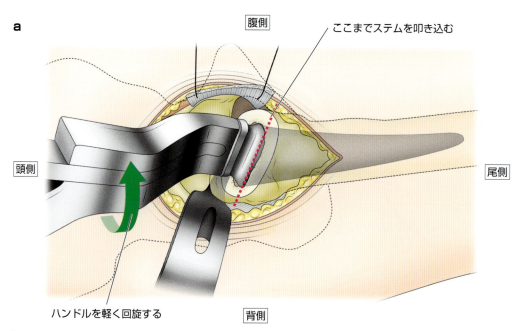

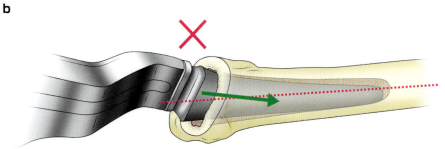

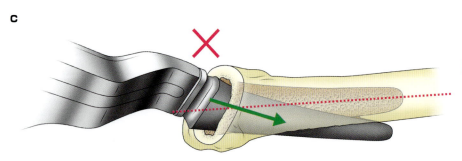

> **コツ&注意 NEXUS view**
> ハンドルをに軽く回旋（図11a 緑矢印の方向）して大腿骨も一緒に動けば良好な挿入と判断できる。髄腔内でステムだけがカタカタ動く場合は，ステムをサイズアップするか，沈ませるかなどの追加操作を行う。

図11 ステムの挿入
a：骨切り部分と赤点線部分が一致するまでステムを叩き込むのが理想である。
b：ステムが途中で進まなくなる。
c：骨切り部分に縦割れが起きたり，穿破する。

7 脱臼整復

ラスピングが十分にできたらトライアルを挿入し，仮整復を行い，脱臼安定性，脚長，インピンジの有無などを確認する。

> **コツ&注意 NEXUS view**
> 後外側進入の脱臼肢位は屈曲・内転・内旋であるのに対して，前外側進入では伸展・外旋である。従って下肢は膝伸展位，股関節内外転・内外旋中間位として末梢へ牽引し，術者はステムネックにかけたガーゼを把持しつつ，かつ切離した関節包を巻き込まないように注意しながらカップを押しこみ整復する。

整復の操作中に患肢を牽引する助手とカップ操作をする術者の「呼吸」が合わないと，やはり大腿骨近位に骨折が生じる（具体的には牽引操作が不十分で，まだカップが臼蓋縁に乗った状態であるのに強引な内旋操作を行ったりすると危険である）。

松原[1]は仮整復の際に，トライアルネックにガーゼをかけ，骨頭トライアルをつけない状態でライナー内にネックが入ることをまず確認する。これで整復できないものは骨頭トライアルをつけても整復できない。この場合にはブローチングを少し進めるか，サイズダウンするとステムの位置が遠位に移動して整復しやすくなるとしている。

8 閉創

十分に洗浄する。

後外側進入は，切離翻転した短外旋筋群および関節包を大転子後面に再縫着し，後方軟部組織の再建後，筋膜縫合を行う。

前方系進入は，大腿筋膜張筋筋膜の再縫合と皮下，皮膚縫合を行えば終了となる。

当院ではドレーンは進入法に限らず基本的に挿入している。

9 初期の後療法

　進入法によらず，深部静脈血栓症予防のために，術前から両側弾性ストッキングを着用する。

　術後はエノキサパリンナトリウム（クレキサン®），フォンダパリヌクスナトリウム（アリクストラ®）などの皮下注射，もしくはエドキサバントシル酸塩水和物（リクシアナ®）の内服を行う。

　フットポンプは，リハビリテーションが順調で日中の離床が順調であれば，術後2週間程度でオフとしている。術後D-ダイマーが高値で血栓形成を強く疑う場合は，その時点で終了としている。

　安静度に関しては，後外側進入の場合は2週間外転枕を装着する。車椅子乗車中も枕を縦にして両下肢で挟み込むようにして装着し，股関節屈曲・内旋位による脱臼のリスクを十分に指導している。前外側進入の場合は特に外固定は行わない。

　進入法によらず，基本的には翌日から全荷重開始は可能と考えるが，変形性股関節症の患者と異なり，受傷前のADLは低いことが多いためスムーズに歩行訓練開始に至らないことが多い。当院では，少なくとも術翌日は車椅子への移乗，屈曲100°までのCPMによるROM訓練は必ず行うようにしている。

　人工股関節全置換術（THA）とは異なり，頚部骨折患者は昨今90歳以上も珍しくはなく，術後の全身状態が芳しくない場合も多い。また術前ADL，認知症の有無，手術までの待機期間などが術後のリハビリテーションの進行に影響すると思われるが，可能な限り早期にバルーン抜去は行う。ドレーンは48時間以内に抜去する。

OCMアプローチ（前外側進入法）の利点と欠点

　股関節への進入法として，前外側進入の利点は筋間アプローチであるため，筋組織の損傷が少なく，術後の筋力低下が少ないことが挙げられる．また脱臼肢位が股関節伸展外旋位なので，ADLに関連しにくく，術後の外固定が不要であることである．そのため術後の脱臼のリスクを抑えられることと早期の退院が期待される．また術者のスキルによるところは大きいものの，後外側進入に比べ関節包に至るまでの時間および閉創にかかる時間が短縮できる．

　欠点としては，皮膚や筋組織の過度の緊張による損傷，術中の大腿骨骨折の頻度が高いことである．また腸骨稜から大転子までの距離が短い場合の展開は困難である．大腿骨頚部骨折ではTHAと異なり，患者の術前のADLや全身状態が良好でなかったり，同居家族も高齢で退院後の協力が得られにくかったりする場合が多いため，必ずしも前外側進入で手術を施行したからといって，入院期間が短くなるとは限らない．ただし，早期から全荷重歩行を開始できることは間違いない．

　以上より，本術式は認知症や脳梗塞の既往があり，後方進入では脱臼のリスクが高いと予想される症例や受傷前ADLの高い高齢者などがよい適応と考えられる．

文献

1) 松原正明. MIS-THA OCM anterolateralとの相違点と工夫点. OS NOW Instruction No.9 人工股関節置換術MISから再置換まで応用できる手技のコツ. 東京：メジカルビュー社；2009. p.87-101.
2) 平川和男, ほか. 人工股関節置換術におけるmodified Watson-Jonesアプローチのコツ−早期社会復帰と医療経済のために−. 日整会誌 2014；88：953-60.
3) 平川和男. 前側方進入法. 松野丈夫 編. 人工股関節置換術［THA］のすべて−安全確実な手術のために−. 東京：メジカルビュー社；2008. p.200-15.

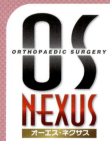

II. 大腿骨側

大腿骨転子部骨折に対する内固定術：髄内釘

兵庫県立西宮病院整形外科／四肢外傷センター　正田　悦朗

Introduction

　大腿骨転子部骨折の内固定材料としては，sliding hip screw（SHS）とshort femoral nail（SFN）の使用が推奨されているが，SFNにもガンマ3ネイルをはじめ，数多くのインプラントが存在する．そのため，症例に応じて適切なインプラントを選択するとともに，その手術手技にも精通する必要がある．

　ここでは，一般的なSFNの適応，整復法などについて解説するとともに，手術の実際，手技上の留意点についてはSFNの一つであるJapanese PFNA（J-PFNA）を中心に解説する．

術前情報

●適応と禁忌

①安定型，不安定型を問わずすべての症例に適応がある．ただし，AO分類31-A3やEvans分類Type2，骨折線が小転子から骨幹部に及んでいる場合は，long nailの適応とすることがある．

②大腿骨頚基部骨折では，ラグスクリュー挿入で骨頭が回旋しやすいので注意が必要である．

③転子部〜転子下の病的骨折にも適応があるが，long nailが必要となることが多い[1]．

④髄腔の極端に狭い症例では他の方法を選択する．

⑤外転位では骨折が整復されるが，中間位あるいはやや内転位にすると転位を生じてしまう症例では，外転位で手術が行えるSHSなどの内固定材料の選択を考える．

●術前計画

　単純X線，3D-CTで骨折型を把握し，手術に用いるインプラントを決定する．骨折線の状態や骨の形状によっては，long nailやSHSも準備する．また，術前に作図を行い，使用するサイズなどをあらかじめ決めておく．このとき，髄腔が狭くて挿入が困難な可能性がある場合にはリーマーを準備しておく．

●麻酔

　全身麻酔，脊椎麻酔で行う．抗凝固薬や抗血小板凝集薬を服用している場合も多いが，全身麻酔で早期に手術を行っている．また，最近では，神経ブロックも併用している．

●体位

　フラクチャーテーブルを使用し，仰臥位で行う 図1 ．整復操作（p.42， 図2 参照）を行った後，患肢は軽度屈曲，中間〜軽度内転位としている．健側は，屈曲，外転・外旋位で保持し，患肢との間からイメージを挿入する．

手術進行

1. 整復
2. 皮膚のマーキング
3. 皮切〜深部の展開
4. 骨折部の観血的整復（骨折部前方骨皮質における骨性支持）
5. ネイル挿入孔の作製
6. ネイルの挿入
7. ブレード（ラグスクリュー）の挿入（J-PFNA）
8. 遠位横止めスクリューの挿入（J-PFNA）
9. エンドキャップの設置
10. 洗浄および縫合
11. 後療法

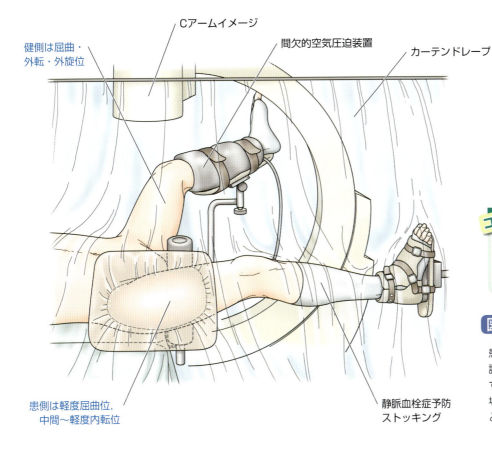

図1 体位

過度の内旋は術後の歩行に障害が生じるため避ける。

患肢の回旋は，整復の状態を確認しながら中間〜内旋位に調節する。中枢骨片が外旋している場合には，外旋位で牽引することもある。

ここで，大転子頂部などをマーキング（p.43，図3 参照）する。患側，健側ともに術前から装着しているストッキングはそのままとし，健側下腿には間欠的空気圧迫装置を装着する。消毒は，腸骨稜〜大腿中央まで行い，ドレープはカーテンドレープを使用している。

❶骨折型の把握では，単純X線で安定型と判断された症例でもCT分類では不安定型とされるものがあるので注意が必要である[2]。
❷整復操作では，近位骨片の内側，前方部分が骨幹部骨片の内側，前方骨皮質の髄外に出るようにする（髄外型）。そのため，腸骨大腿靱帯の一部を切除することが必要なこともある。
❸正確なネイル挿入孔の作製のためにHollow reamerを使用している。
❹ブレード，ラグスクリューの挿入位置は正面，側面でも骨頭の中心にくるようにする。

手術手技

1 整復

　骨折部の内側および前方の骨皮質を解剖学的にきちんとかみ合せるか，近位骨片の骨皮質を正面，側面ともにやや髄外にしておく（髄外型）[3]。このため，近位骨片が髄内型となっている場合や前下方がスパイクとなって大きく転位している場合には徒手整復を行う 図2 。

　まず，いったん外転，外旋してかみ込みをはずし，次に内旋して骨片間をかみ合わせる。ここで，再度中間位〜内転位に戻して整復状態を確認する。

> **コツ&注意　NEXUS view**
>
> 　近位骨片の前下方が大きく前方に転位している場合には，牽引を緩めて股関節の屈曲も加えて整復を試みている。
> 　側面での整復を確認する場合には，イメージは床に平行として前方の骨皮質がよく描出されるようにする。

　整復が不十分な場合には，術中にKirschner鋼線（K-wire）やエレバトリウムなどを骨折部に挿入して直接整復操作を行う（p.45，図5 参照）。

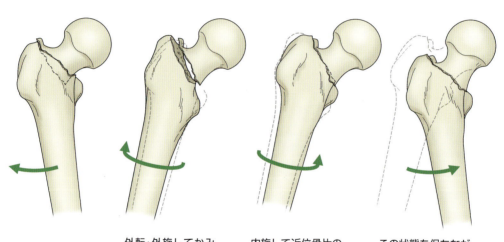

外転・外旋してかみ合わせをはずす

内旋して近位骨片の内側，前方が遠位骨片の髄外にくるようにかみ合わせる

この状態を保ちながら中間位から内転位にする

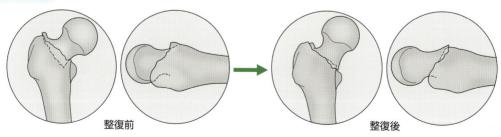

イメージ像

整復前　　　整復後

図2 整復操作：近位骨片の内側，前方が遠位骨片の髄内に入り込んでいる場合

側面での整復位を確認する場合には，イメージは床に平行にして前方の骨皮質がよく描出されるようにする。

2 皮膚のマーキング

透視正面像で大転子近位の高さ，ラグスクリューやブレードの挿入方向をマーキングし，側面像では大腿骨軸と頚部軸をマークする 図3 。

皮切としては，大腿骨軸の延長上で大転子頂部から約2cm近位から近位やや後方に向けて3〜5cmをマークする 図3 。

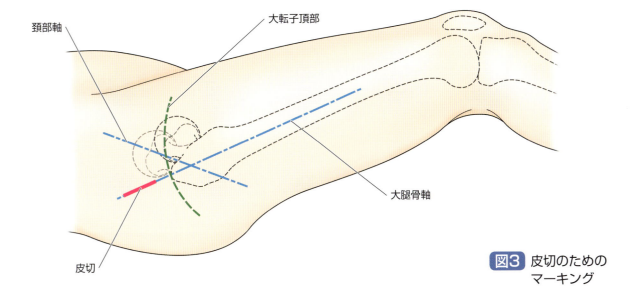

図3 皮切のためのマーキング

3 皮切〜深部の展開

マークした部分に皮切を加える．大腿筋膜張筋を同様に切開し，中殿筋はその大転子付着部を先刃刀などで鋭的に切離する 図4 ．

> **コツ&注意　NEXUS view**
> 中殿筋付着部の切離が不十分だと，開孔時にHollow reamerやドリルで筋肉を巻き込んでしまうことがあるので注意する．

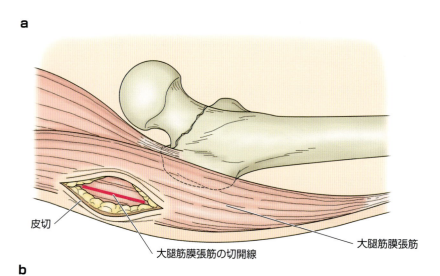

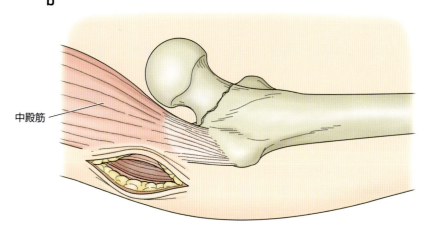

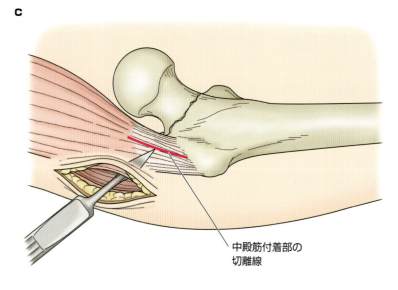

図4 皮切〜深部の展開
a：マーキング部に皮切を加える．
b：大腿筋膜張筋を切開する．
c：中殿筋もその付着部まで鋭的に切開する．

4 骨折部の観血的整復(骨折部前方骨皮質における骨性支持)

　側面像で，近位骨片の前方骨皮質が遠位骨片の髄内に入り込んでいる場合や，近位骨片の前下方がスパイク状に前方に突出して徒手整復が不十分な場合は，観血的整復が必要となる。

　骨折部前方から骨折部にK-wireを挿入するか，小皮切を加えてエレバトリウムを挿入して近位骨片が遠位骨片とかみ合う位置かやや髄外になるところまで，Kapandji法の要領で整復する[4, 5]　図5。

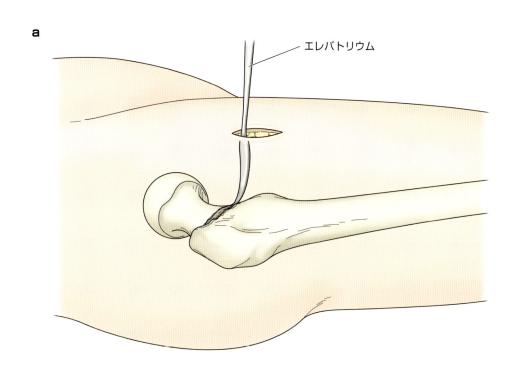

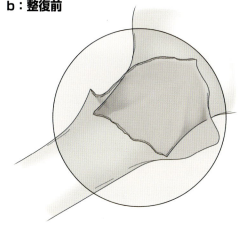
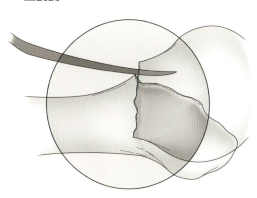

図5　骨折部の整復

側面像でみる近位骨片の転位方向と腸骨大腿靱帯の関係を 図6a に示す．近位骨片の前方骨皮質が遠位骨片の髄内に入り込んでいる症例では，この腸骨大腿靱帯が遠位骨片に付着しており 図6a-③ ，その整復には靱帯の一部を切離することが必要な場合がある 図6b ．このとき，内側には血管が存在するので注意する 図6b ． 図5 のようにエレバトリウムを前方から挿入して骨片の整復操作を行う場合には，この靱帯を貫いてエレバトリウムを挿入するため，一部が切離されていると考えられる．

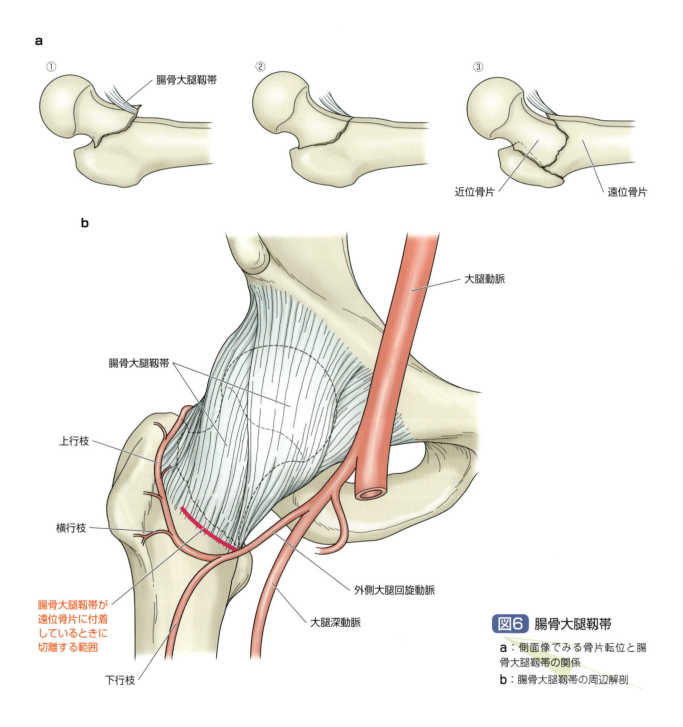

図6 腸骨大腿靱帯
a：側面像でみる骨片転位と腸骨大腿靱帯の関係
b：腸骨大腿靱帯の周辺解剖

ブレードやラグスクリュー挿入部から整復するときには，腸骨大腿靱帯をエレバトリウムや特殊なラスパトリウムで大腿骨側から剥離して近位骨片を骨幹部骨片の髄外へ出す[6]　図7　。

　これらの整復操作はネイル挿入前あるいは挿入後に行うが，挿入したK-wireやエレバトリウムおよび細い特殊なラスパトリウムなどは，ラグスクリューやブレードが挿入されるまで保持しておく。なお，ラグスクリュー，ブレード挿入部の皮切から指先で，実際に近位骨片が髄外に出ているかを確認しておく。

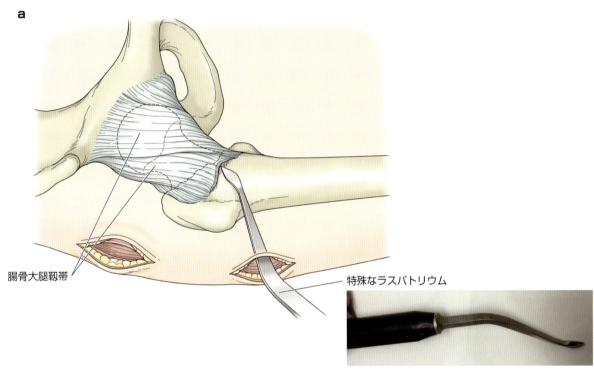

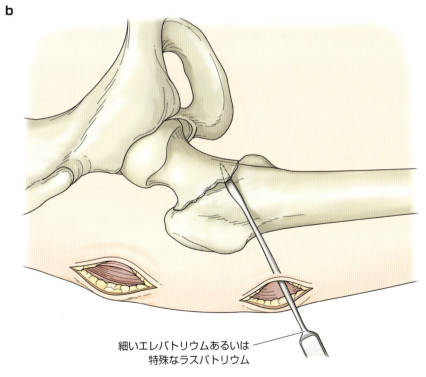

図7　腸骨大腿靱帯の剥離
　　　および骨折部の整復

a：腸骨大腿靱帯の剥離
b：骨折部の整復

5 ネイル挿入孔の作製

　ネイル挿入孔の作製は，オウルやフレキシブルリーマーで行うことが多い 図8a，図8b。しかし，骨折部を開大したり，大転子外側だけを削ったりするだけで，ネイル挿入でのジャミング，骨折線の開大や骨片の転位が起こることがあり，これを避けるためにはHollow reamerの使用が有効と考えている[7] 図8c。

　まず，ガイドワイヤーを大転子頂部を目印として，正面像，側面像ともに遠位骨片の中央にくるように挿入する。このガイドワイヤーを通してHollow reamerを挿入して開孔する 図8d，図8e。

> **コツ&注意 NEXUS view**
> 大転子の外側をリーミングしないように，できるだけスリーブを内側に押し付けて開孔する。イメージをみながら小転子レベルまでリーミングすることで，ネイルをそのまま挿入することができる。

　Hollow reamerはsolid reamerであるため腸骨にあたり，正確な方向に挿入できないことがある。このため，患肢の股関節はやや屈曲位にして腸骨に当たらないようにしておく。

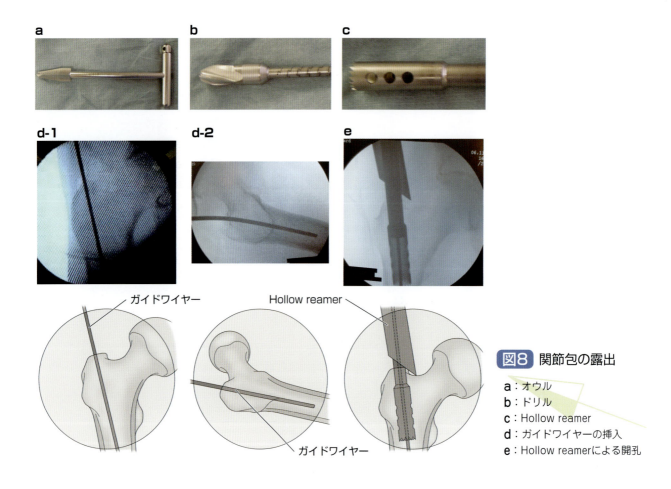

図8 関節包の露出
a：オウル
b：ドリル
c：Hollow reamer
d：ガイドワイヤーの挿入
e：Hollow reamerによる開孔

6 ネイルの挿入

　ネイルは用手的に大腿骨軸の方向に合わせて挿入する．ネイル先端が遠位骨幹部内側に当たることがあるが，無理をせずにゆっくりとネイルを捻りながら挿入する 図9a．ネイルの挿入深度は，通常ラグスクリューホールやブレードホールを基準にする 図9b．

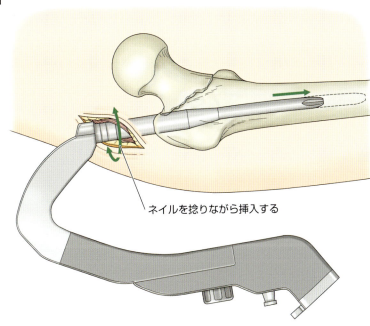

ネイルを捻りながら挿入する

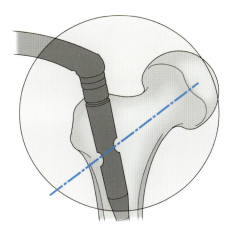

コツ&注意 NEXUS view

ネイル挿入が困難な場合は，ハンマーなどで無理に叩き込んだりせず，いったん中断してネイル挿入孔をオウルやリウエルで開大したり，髄腔が狭くてネイルとのミスマッチが起こっていないかを確認する．
　髄腔が狭い場合には，ネイルの先端が挿入される部位までリーミングを行う．

図9 ネイルの挿入
a：ネイル挿入
b：ネイル挿入深度
ラグスクリュー・ブレードの挿入方向が骨頭の中心にくることを確認する（青線）．

7 ブレード（ラグスクリュー）の挿入（J-PFNA）

　エイミングアームにプロテクションスリーブを通して皮膚に圧着し，その近位大腿外側に約2cmの皮切を加える．腸脛靱帯を切離した後，エレバトリウムなどで鈍的に筋肉を分け，プロテクションスリーブを外側骨皮質まで進める．このスリーブを通して3.2mmのガイドワイヤーを挿入し，その位置をイメージで確認する 図10a， 図10b．正面像 図10c で骨頭の中心あるいはやや下方，側面像 図10d では中心にくるようにする．true lateral view 図10e を用いるとガイドワイヤーが頸部のどの位置を通って骨頭に挿入されているかも確認することができる．

> **コツ&注意　NEXUS view**
> 　ラグスクリューの場合，ガイドワイヤーはTip Apex Distance（TAD）を20mm以下にするようにできるだけ骨頭軟骨下骨ぎりぎりまで挿入するが，ブレードでは骨頭穿破の報告もあり，5〜10mmは離したところまでにする[8]．

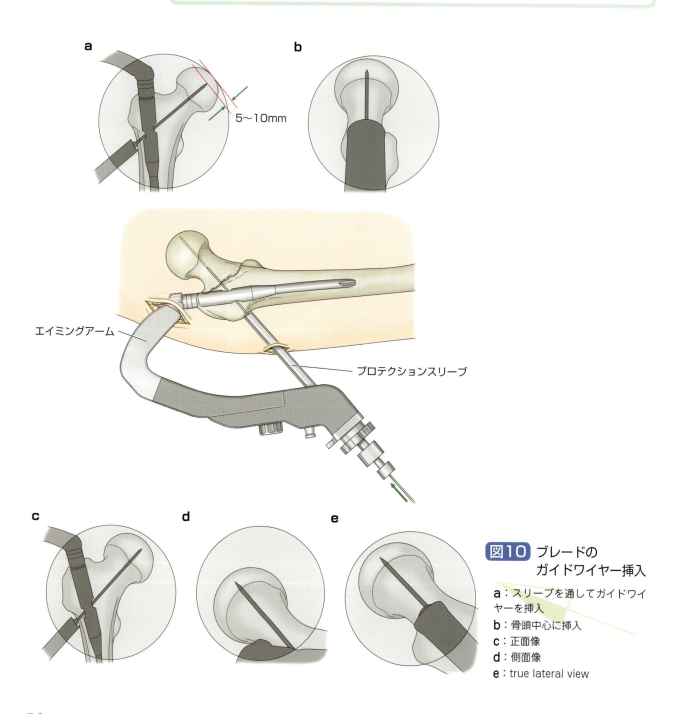

図10　ブレードのガイドワイヤー挿入
a：スリーブを通してガイドワイヤーを挿入
b：骨頭中心に挿入
c：正面像
d：側面像
e：true lateral view

骨頭の回旋が危惧される場合には，エイミングアームの前方あるいは後方に特殊なジグを設置して別の3.2mmガイドワイヤーを挿入することが可能である。

次にガイドワイヤー用ゲージ（実測値が表示される）を用いてブレードの長さを決定する 図11 。

通常のSFNでは，このガイドワイヤーを通して骨頭内をドリルするが，J-PFNAではガイドワイヤー用ゲージと中間のドリルスリーブを取り外して外筒だけとし，11.0mmストッパー付きドリルで外側皮質骨のみを開窓する 図12 。高齢者では，通常，この操作だけでブレードの挿入が可能である。

> **コツ&注意 NEXUS view**
>
> 骨質がよく硬い場合には，無理に打ち込むと挿入が困難であったり，骨折部が開大したりすることがあるため，専用リーマーを使用して骨頭内をドリリングする。これらの操作の際，ガイドワイヤーが曲がっていると折損の可能性があるので，注意が必要である。

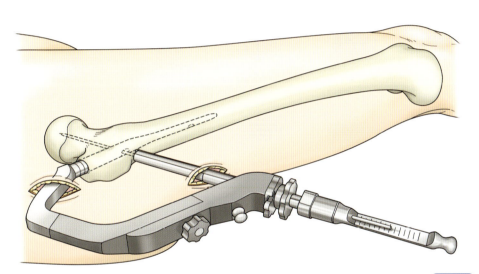

図11 ブレード長の測定

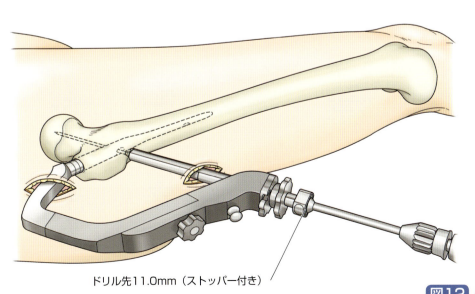

ドリル先11.0mm（ストッパー付き）

図12 外側皮質骨の開窓

ブレードをインサーターに設置してロックを解除し，ブレード先が自由に回転することを確認する 図13a 。ガイドワイヤーに沿って骨頭内にハンマーで軽く叩きながらインサーターのハンドル部分がプロテクションスリーブに当たる位置までイメージで確認しながら挿入する 図13b 。

　次にインサーターを時計回りに止まるまで回し，ブレードをロックする。ブレード部分とスリーブ部のギャップが完全に閉じたことをイメージで確認する 図13c 。

　骨片間にギャップがある場合には，特殊なコンプレッションデバイスを使用して骨片間に圧迫をかけることが可能である。

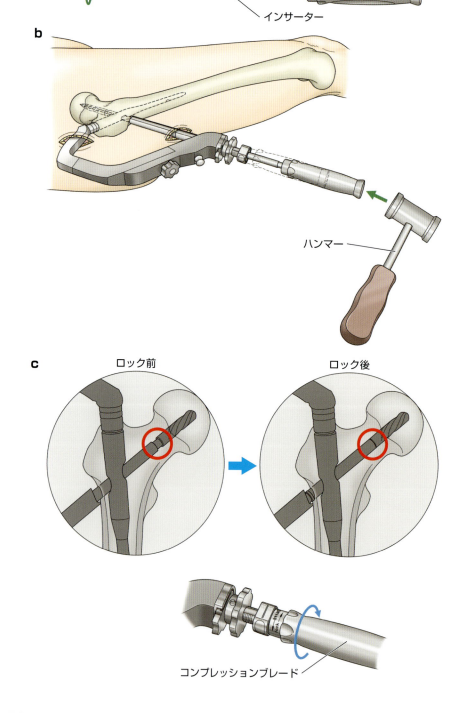

図13 ブレードの挿入

a：ブレードをインサーターに装着する。
b：ブレードをハンマーで打ち込む。
c：コンプレッションブレードをロッキングし，イメージでロックされたことを確認する（赤丸部分）。

8 遠位横止めスクリューの挿入（J-PFNA）

　遠位横止めは，static locking，dynamic lockingおよびそのスクリュー方向から，static oblique，static transverse，dynamic lockingの3種類の固定が可能であるが，著者らは通常static transverseに固定している．この場合，エイミングアームをトランスバース固定用のジグに変更しなければならない 図14 ．

　プロテクションスリーブを皮膚に当て，この部位に約2cmの皮切を加え，腸脛靱帯，外側広筋を切離して骨まで達する．外側広筋はエレバトリウムなどで鈍的に分けたほうが安全である．

> **コツ&注意　NEXUS view**
> ドリリングの前には，ネイル挿入により，ネイルとエイミングアームの連結が緩むことがあるので，再度この連結部を締め直しておく．

　他のインプラントでもstaticかdynamicかの選択が可能であるが，staticが多く使用されている．遠位に2本スクリューが挿入できるインプラントもあり，骨折線が小転子の遠位に及んでいる症例では，long nailを使用しなくてもよい場合がある．

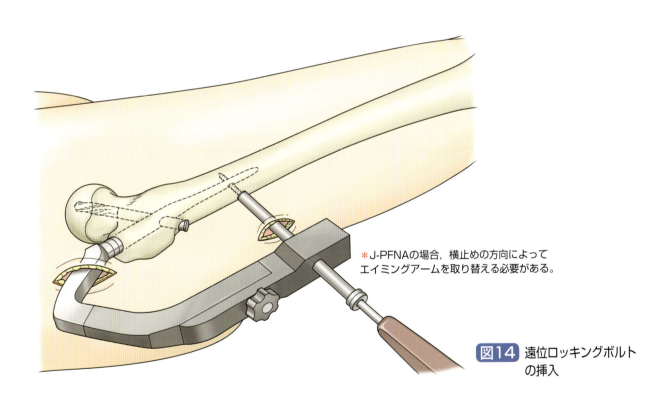

＊J-PFNAの場合，横止めの方向によってエイミングアームを取り替える必要がある．

図14 遠位ロッキングボルトの挿入

9 エンドキャップの設置

　エイミングアームを取り外し，適切な長さのエンドキャップを専用ドライバーで設置する 図15 。方向が悪いとなかなか設置できない。また，このエンドキャップをネイル近位端にうまく導くことができないと，軟部組織の間に迷入し，取り出すことが非常に困難になる場合がある。

　最後に，イメージで骨折部の整復状況，ブレードの位置および深度，遠位スクリューの長さなどを再度確認する。

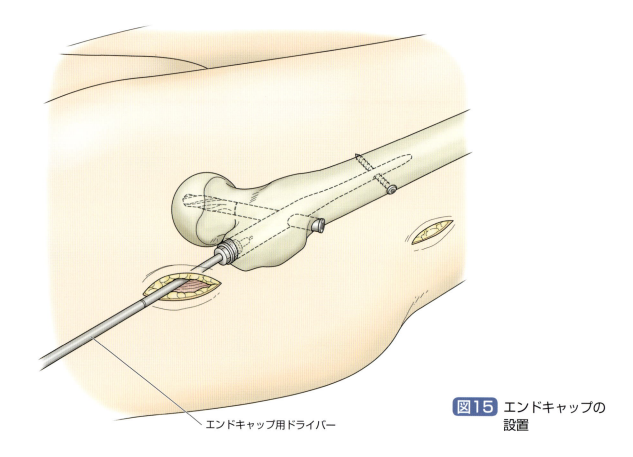

図15 エンドキャップの設置

10 洗浄および縫合

創内を十分に洗浄し，各層を縫合する。ドレーンは使用していない。

11 後療法

整復が良好な場合には，疼痛に応じて早期に荷重歩行を開始している。

骨折部の前方部分で骨性の支持が得られていない症例や不安定型でネイル挿入後にも不安定性がみられる場合には，可動域訓練や筋力増強訓練はすぐに開始するが，2週間程度は荷重を制限する。X線像でブレードの過度のスライディングや骨頭の内反や回旋が起こっていないことを確認して荷重を開始している。

文献
1) 佐々木 優, 北田真平, 円山茂樹, ほか. 髄内釘を用いて治療した大腿骨転子下病的骨折の検討. 中部整災誌 2013；56：1419-20.
2) 正田悦朗, 北田真平, 岡田欣之. 大腿骨転子部骨折におけるCT評価の有効性 －従来のX線分類との比較を中心に－. 骨折 2014；36：74-6.
3) 宇都宮 啓, 井原成男, 鈴木聖裕, ほか. 大腿骨転子部骨折の分類法. 近位骨片と遠位骨片の回旋転位に注目して. 整・災外 2005；48：1561-8.
4) 正田悦朗. 大腿骨転子部骨折に対する手術療法 short femoral nail. 整形外科Surgical Technique. 3.東京：メディカ出版；2013.p.153-72.
5) 正田悦朗. 大腿骨転子部骨折（nailing）.MB Orthop 2013；26：53-62.
6) 塩田直史, 佐藤 徹. 大腿骨転子部骨折.OS NOW Instruction 28 骨折に対する整復術・内固定術 安全・確実なテクニック. 東京：メジカルビュー社；2014. p. 54-60.
7) 正田悦朗, 円山茂樹, 鈴木暁子, ほか. 大腿骨転子部骨折におけるガンマ3ネイル挿入の工夫 新クラウンリーマーの使用. 中部整災誌 2010；53：101-2.
8) Chang M. Failure of PFNA： Herical blade perforation and tip-apex distance. Inj 2012；43：1227-8.
9) Anne M.R. AGur, Arthur E. Dalley（監訳）坂井建雄. グラント解剖学図譜 第6版（原書第12版）東京：医学書院；2011.

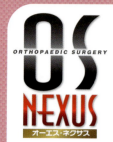

II. 大腿骨側

大腿骨転子部骨折に対する手術：sliding hip screw（SHS）

国立病院機構岡山医療センター整形外科　塩田　直史

Introduction

術前情報

●適応と禁忌

Sliding hip screw（SHS）による治療は，主骨片を整復して内固定し，骨片間の圧迫をかけることで骨癒合を得ることに使用目的がある。そのため骨性コンタクトを得るように整復することが前提で，骨性コンタクトが得やすい骨折型が適応である。よってSHSを選択する骨折型は，AO/OTA分類によると31-A1.1・A1.2・A1.3・A2.1となる 図1 [1]。

31-A2.2のなかでも中野の3D-CT分類[2] 3-frag.（GL）：大転子・小転子一塊のタイプは，3D-CTで確認すると主骨片同士の骨性コンタクトが得られやすく，かつ後外側支持（TSP）をすることで，より安定した内固定が可能であるため適応となる 図2 [2]。

●麻酔

主に全身麻酔もしくは脊椎麻酔下に行われる。患者個々の全身状態を考慮して麻酔法を選択する。

●手術体位

仰臥位で牽引手術台を用いて行うのが通常である。

透視装置を使用して股関節の正しい2方向像を簡単に得ることが可能である。

手術進行

1. 皮切から深部の展開
2. 主骨片間の整復操作とアライメント矯正
3. インプラントの挿入・固定
   ・ガイドピンの挿入
   ・リーミング〜ラグスクリューの挿入〜プレートバレルの設置
   ・横止めスクリューの挿入
4. 追加プレート（症例により）
5. 後療法

❶観血的整復を行い，骨性コンタクトが得られているか，確認する。
❷骨片間圧迫をかけることが可能な整復・固定が実現できているか，確認する。
❸ラグスクリューはcenter-centerに設置できているか，確認する。

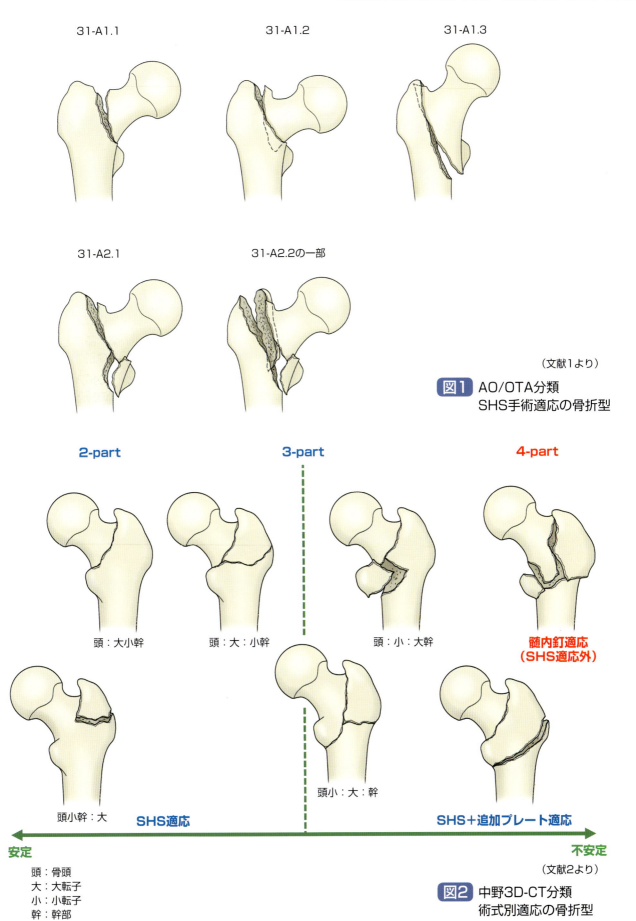

図1 AO/OTA分類 SHS手術適応の骨折型
（文献1より）

図2 中野3D-CT分類 術式別適応の骨折型
4-partはSHS適応外，3-part（GL）はSHS＋追加プレート適応，そのほかはSHS適応である。
（文献2より）

手術手技

1 皮切から深部の展開

　大腿骨大転子部外側に皮膚切開（皮切）を加える。使用予定インプラントに応じて長さを決定するが，おおよそ7〜10cmである。

　腸脛靱帯を頭尾側方向に切開し，外側広筋はL字切開して背側から持ち上げて展開するか，鈍的に筋間を分け大腿骨に達する。筋間に出現する貫通枝は，凝固もしくは結紮する。ホーマン鉤などを大腿骨腹側に沿い滑り込ませ，尖端を小転子近位に引っかけることで腹側の骨折部を展開することが整復操作を容易にする 図3 。

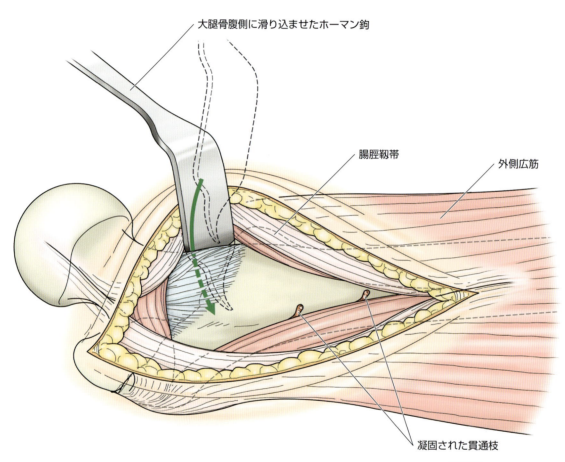

図3 皮切から深部の展開

ホーマン鉤の尖端を骨に沿わせ，小転子近位に滑り込ませる。

2 主骨片間の整復操作とアライメント矯正

　骨質のよい若年者であれば，牽引手術台で容易に安定した骨性コンタクトを得ることが可能である。しかし，骨質が悪い高齢者においては，牽引のみでは内側から内腹側にかけての部分で骨性コンタクトを十分に得ることができない。その場合は，観血的整復を行わなくてはならない。特に内側が小転子より近位に骨折線があるAO/OTA分類31-A1.1では，腸骨大腿靱帯が近位骨片を腹側から押さえるため，牽引のみでは骨性コンタクトが得られない。この場合，内側から内腹側にかけての腸骨大腿靱帯を大腿骨側付着部から剥離すると，簡単に整復操作が行えるようになる 図4 [3]。その他の骨折型でも，近位骨片が遠位骨片の髄腔内に入り込んでいる場合は，同様の操作が必要な場合が多い。

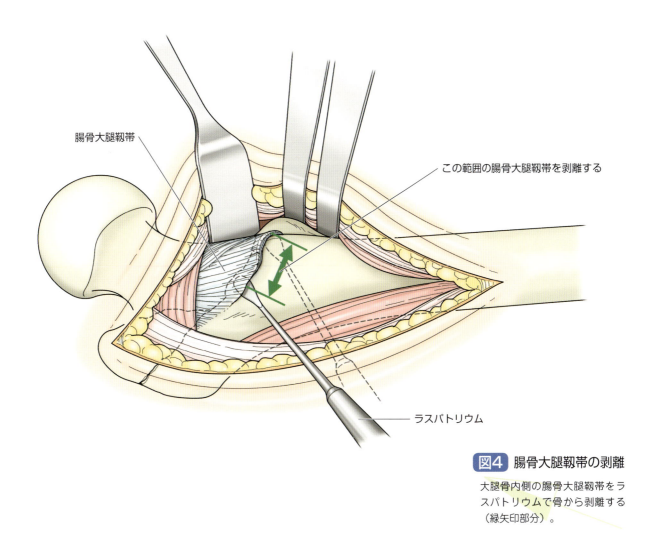

図4 腸骨大腿靱帯の剥離
大腿骨内側の腸骨大腿靱帯をラスパトリウムで骨から剥離する（緑矢印部分）。

インプラントを挿入する前に，骨性コンタクトとアライメントの矯正を図るため整復操作を加える．内側から内腹側にかけての骨性コンタクト[4]を得るために，細い整復用エレバトリウムを用いてKapandji法に準じて近位骨片を骨幹部骨片の髄外へずらして整復する．
　また骨幹部が背側に落ち，いわゆるサギング状態の場合は，太い整復用エレバトリウムを用いて大腿骨骨幹部を持ち上げる操作を行い，側面像でのアライメントを修正する 図5 [5]．

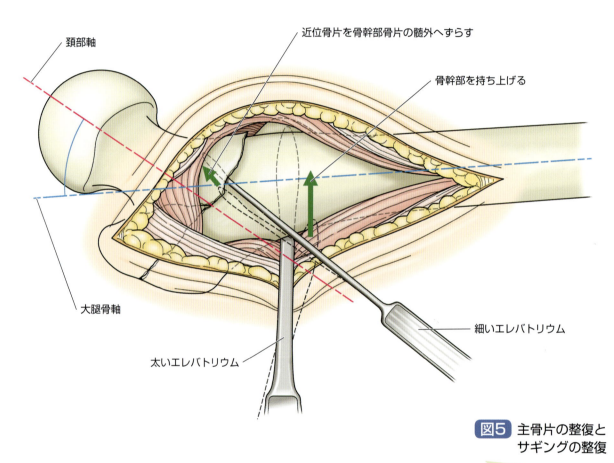

図5 主骨片の整復とサギングの整復

細いエレバトリウムで，主骨片間の組み替え整復する（Kapandji法に準じ）．
太いエレバトリウムで，骨幹部骨片が背側に落ち込み，前捻角が大きくなる（サギング）状況を背側面から持ち上げて整復する．

3 インプラントの挿入・固定

整復ができてから，インプラント挿入にとりかかる。先ほどの整復位を保持するための細いエレバトリウムは，インプラント挿入・固定が終了するまで残しておくことが肝要である。

ガイドピンの挿入

まずは，ガイドピンの挿入である。いわゆる骨頭のcenter-centerを目指してアングルガイドを用いて挿入する。その際，近位骨片に回旋不安定があるならば，整復位保持のために径2.4〜3.2mmの回旋防止ピンを1〜3本追加することがある 図6 。

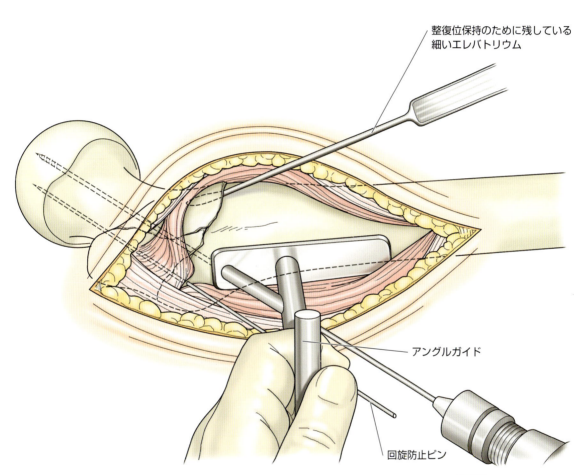

図6 ガイドピンの挿入

ガイドピンは骨頭のcenter-centerを目指して挿入する。近位骨片に回旋不安定がある場合は，整復位保持のために回旋防止ピンを追加する。

リーミング〜ラグスクリューの挿入〜プレートバレルの設置

ガイドピンを用いてリーミングを行い，スクリュータップを行う。そしてラグスクリューを挿入し，プレートバレルを設置する 図7 。

> **トラブル NEXUS view**
> **プレート遠位が浮き上がる！**
> ときに大腿骨の側面にプレートの添いが悪く，プレート遠位が浮き上がる場合がある。無理に押しつけるとラグスクリュー挿入口で医原性骨折をきたす場合があるので注意が必要である。

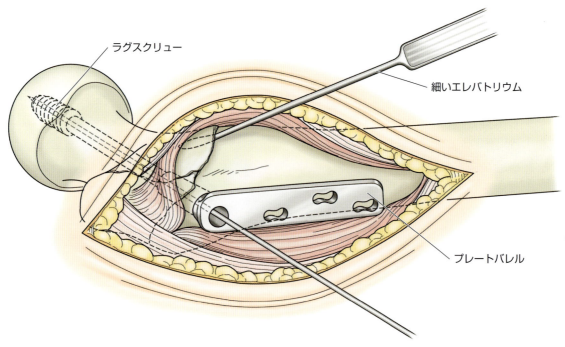

図7 ラグスクリュー・プレートバレルの設置

ラグスクリューを十分な深さまで挿入し，プレートバレルを設置する。すべての固定が終わるまで整復エレバトリウムは残す。

横止めスクリューの挿入

　横止めスクリューがbi-corticalに挿入可能なように，整復位が崩れない範囲でプレートバレルの位置をそっと回旋させ，適切な位置で固定する 図8a 。

　最後に牽引を緩めて，主骨片同士の骨性コンタクト部位を指で確認しつつ，コンプレッションスクリューを用いて骨片間圧迫をかけて終了する 図8b 。ただし，骨質が悪い高齢者の場合には過度に圧迫をかけ過ぎると，コンタクトした部位の医原性骨折や，骨頭内でラグスクリューが引き抜きを起こしたりする場合があるので十分な注意が必要である。

a

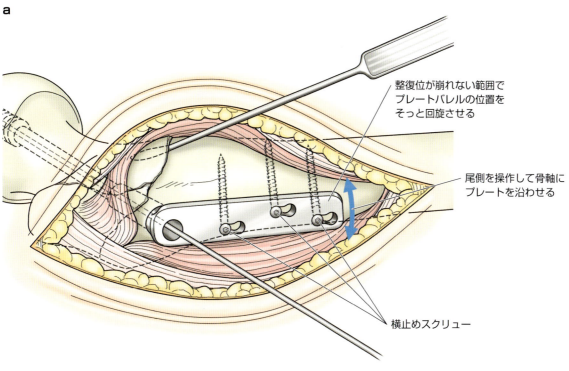

b

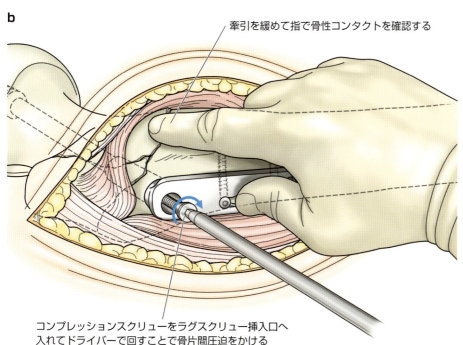

図8 横止めスクリューの挿入

プレートバレルを適切な位置で固定し，横止めスクリューをbi-corticalに挿入する。

4 追加プレート（症例により）

　AO/OTA分類31-A2.2，中野の3D-CT分類3-frag.（GL）：大転子・小転子一塊のタイプや，大転子骨片が大きくてラグスクリュー挿入口近くに骨折線がある場合，プレート設置時に医原性骨折をきたした場合は追加プレートを使用する。この場合，後外側転位していく近位骨片と一塊になった大転子骨片を支持する必要があるため，いわゆる鍔付きプレートでは支持しきれない場合が多い。大きな面で支持するバットレスプレートのタイプを，骨の形状にベンディングして使用すると効果が高い 図9 [6]。

a

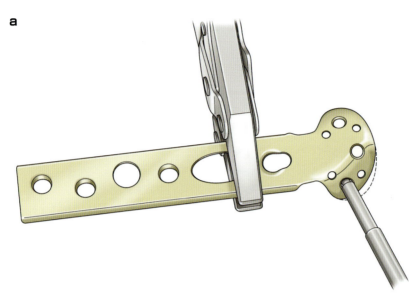

b 後外側から

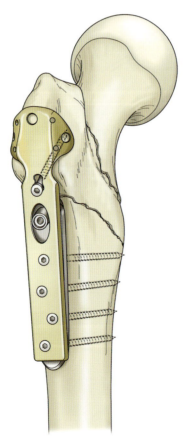

図9 追加プレート：バットレスプレート

骨の形状に合わせて少しベンディングし，後外側骨片を支持する。
a：ベンディング
大転子骨片にバットレスプレートとして機能するようにあらかじめ先端を曲げておく。
b：追加プレートの設置

5 後療法

　骨性コンタクトが得られ，インプラント設置にも問題がない場合は，術後即全荷重を許可したリハビリテーションを開始する。

> **コツ&注意　NEXUS view**
> 骨性コンタクトが得られているかどうかは，透視装置に頼った確認では不確実である。著者らは必ず骨折部を指で触知し，主骨片同士がしっかりコンタクトしているかどうか確認している。

文献
1) Ruedi TP, Buckley RE, Morgan CG．AO法 骨折治療．第2版．東京：医学書院；2010．p. 546-56．
2) 中野哲雄．高齢者大腿骨転子部骨折の理解と3D-CT分類の提案．MB Orthop 2006；19(5)：39-45．
3) 塩田直史，佐藤　徹，鉄永智紀，ほか．大腿骨転子部骨折における術中整復位の評価と成績−ほんとうに良好な整復位が得られているのか−．骨折 2013；35：345-8．
4) 塩田直史，佐藤　徹，鉄永智紀．Sliding hip screwによる治療．骨折 2015；37：252-6．
5) 塩田直史，佐藤　徹．大腿骨転子部骨折．骨折に対する整復術・内固定術−安全・確実なテクニック．OS NOW Instruction 28．東京：メジカルビュー社；2014．p. 54-60．
6) 塩田直史．大腿骨転子部骨折（Plating）．MB Orthop 2013；26(11)：47-52．

II. 大腿骨側
大腿骨転子部骨折の困難な症例に対する骨接合術：髄内釘

福岡整形外科病院　徳永　真巳

Introduction

術前情報

● "易しい" 症例と "難しい" 症例

　大腿骨転子部骨折の手術を行うにあたり，"易しい" 症例と "難しい" 症例に分けて考えている。

　"易しい" 症例とは，牽引手術台にのせて特に工夫なく普通に牽引するだけで良好な整復位が得られ，一般的な注意点を遵守しながら手術することで成功に導かれる症例である。一般的な注意点には，髄内釘エントリーポイントの作製，髄内釘挿入深度，ラグスクリューの長さや位置，セットスクリューの挿入などが含まれる[1]。

　"難しい" 症例とはどのようなものであろうか。通常の牽引を間接的整復とすると，直に骨片を操作して整復する操作を直接的整復と呼称する。整復子で押さえたり，K-wireを直接的に近位骨片に挿入しハンドルにして整復操作を行うjoy stick法や，K-wireを骨折線に挿入し梃子にして近位骨片を動かすintrafocal pinningで近位骨片を直接コントロールすることができる。「技」を駆使した直接的整復を加えないと理想的整復位が得られない症例を "難しい" と考えている。

● 直接的整復が必要な "難しい" 症例 とは：

①腸骨大腿靱帯より遠位に骨折線があり，近位骨片前方に浮き上がったbeakがある症例。単純な牽引では整復位は得られない。

②Jensen type ⅢやⅤのような大転子の後外側骨片が転位している症例。前方骨性支持が必要である。

③前額面剪断骨折を代表とする頚基部骨折症例。正確な整復位を得るために直接的整復と術中回旋転位コントロールが必要である。

④粉砕骨折でも主骨片同士の接触が可能な部位を3D-CTで認めたら，その部位を確実に接触させて骨性支持を獲得することが必要である。

　ここでは，難しい症例に対する髄内釘（short femoral nail；cephalomedullary nail）による骨接合を中心に述べる。

手術進行

1. 整復（間接的整復，直接的整復）
2. 皮切
3. エントリーポイントの作製
4. 髄内釘の挿入
5. ラグスクリューの挿入
6. ロッキングスクリューの挿入
7. 頚基部骨折の症例

● 骨性支持の重要性

①骨性支持の獲得とスライディング

一般に，転子部後方皮質骨は薄く粉砕しやすいのに対し，前方皮質骨は比較的厚みがあり強い構造である。1990年代より，骨片間の安定性を得るにはこの強い構造をもつ前方，特に前内側骨皮質を接触させることが大切であることが述べられてきた[2,3]。

生田[4]は術前のX線側面像で，近位骨片前方骨皮質が遠位骨片前方骨皮質の前に位置するsubtype A，同じレベルに位置するsubtype N，近位が遠位の後方に位置するsubtype Pに分類した 図1 。その結果subtype Pにおいて近位骨片が遠位の骨髄内に落ち込むことで有意にスライディング量が大きくなることを示した。

また宇都宮ら[5]も同様に，髄内型（生田のsubtype P）が非髄内型と比べて大きなスライディングを呈することを示し，前内側骨性支持の獲得の重要性を強調している。そのほかにもsubtype P（髄内型）が大きくスライディングする傾向があるという報告が多くあり[6〜12]，客観的事実だと確信している。

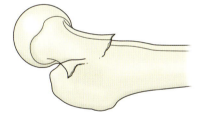
subtype A（髄外型）
近位骨片前方骨皮質が遠位骨片前方骨皮質の前に位置する。

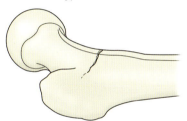
subtype N（解剖型）
近位骨片前方骨皮質が遠位骨片と解剖学的位置にある。

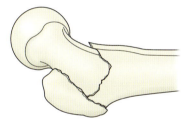
subtype P（髄内型）
近位骨片前方骨皮質が遠位骨片の後方に位置する。

(文献4の図を改変)

図1 X線側面像の生田分類（宇都宮分類を併記）

②大転子後外側骨片の意義

　前方で骨性支持が得られなくても後外側支持が残存している骨折型では，後方の骨組織がスライディングを受け止めてこの部位で骨性支持を獲得できる。しかし大転子骨折を合併する骨折型（中野3D-CT分類[13]）で大転子後外側部を含む3 part & 4 part骨折，またはJensen typeⅢとⅤ，図2）では，前方での骨性支持が得られずに後方にover slidingすると，その部位には後外側支持がないため「近位骨片が骨癒合するための相対する骨組織が乏しい」状態になる。これらの症例でshort femoral nailを使用すると，スライディングは髄内釘で止まるため「骨癒合に導くための接触する骨組織が乏しい」状態は助長される 図3 。

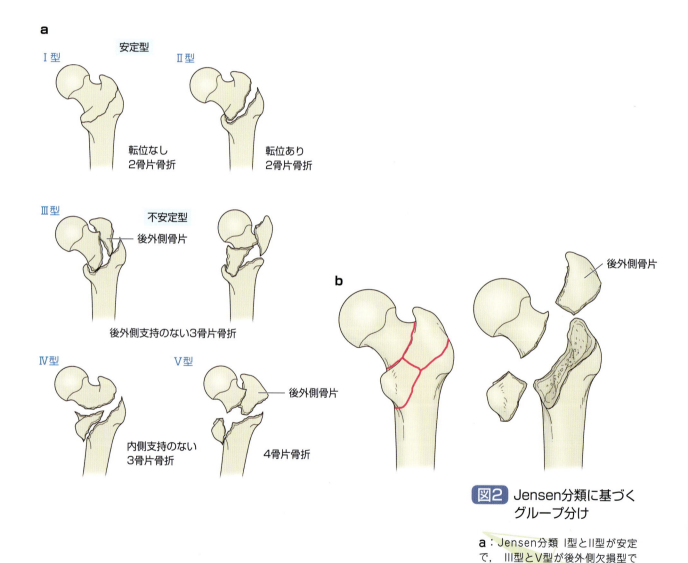

図2 Jensen分類に基づくグループ分け

a：Jensen分類 Ⅰ型とⅡ型が安定で，Ⅲ型とⅤ型が後外側欠損型である。
b：3D-CT分類による4 part theoryとJensen分類が対応する。

> **トラブル　NEXUS view**
>
> **over slidingに要注意！**
> 　over slidingそのものが悪いとは考えないが，over slidingしても骨同士の安定接触が得られないために骨癒合が遷延する可能性を含んだ状況が生まれることが問題である[14]。
> 　本状況に陥っても，ほとんどの症例では固定材料がもつ強固な固定性によって近位骨片は把持され，骨間隙を埋める骨新生をもって骨癒合に導かれるが，なかには骨癒合に至る前に近位骨片の把持力を失い，カットアウトをきたす例がある。

subtype Aとsubtype N　　　　　　　subtype P

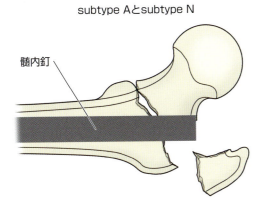
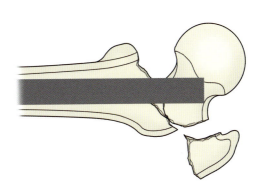

髄内釘

図3 後外側欠損型
（Jensen type Ⅲ & Ⅴ）

後外側欠損型でsubtype Pになってover slidingすると相対する骨組織が乏しい。
後外側骨片が転位している場合，前方骨性支持があれば前方での骨性接触が得られるが，subtype Pでスライディングが髄内釘で停止したときは，骨性接触が乏しい。

著者は，short femoral nailで内固定した際のスライディング量を，大転子後外側骨片を有する後外側支持欠損型といわゆる2 partの安定型で比較した[15] 図4。その結果，

①術後整復がsubtype Pになると，スライディング量が大きくなる。

②後外側欠損型は，整復がsubtype Pであれば約半数がover slidingするが，前方骨性支持が獲得できれば有意にスライディング量は減少する。

③安定型でもsubtype Pのほうがスライディング量は大きいが，over slidingを呈する例は少なかった[15]。

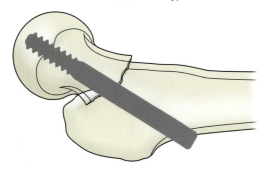

a：安定型で整復位がsubtype A

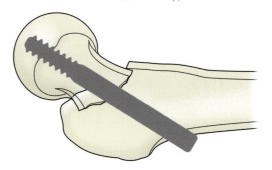

b：安定型で整復位がsubtype P

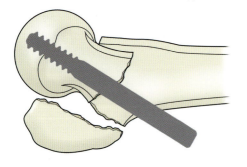

c：後外側欠損型で整復位がsubtype P

図4 骨折型と整復位でのスライディングの違い

a：整復位がsubtype Aであれば，前方骨性支持が獲得できてスライディング量は少ない。

b：整復位がsubtype Pであれば，近位骨片が骨髄内に陥入するためにスライディング量が増加する。

c：さらに後外側が欠損していて，なお整復位がsubtype Pであれば，前方のみならず後方での骨性接触が得られず，よりスライディング量が増加する。

術前のチェックポイント

❶骨折型の確認-1：近位骨片のbeak状の浮き上がりをもつ症例では，直接的整復を必要とする可能性がある。

❷骨折型の確認-2：頚基部骨折など近位骨片が小さい症例では，近位骨片の回旋転位を予防する手技を必要とする可能性がある。

❸骨折型の確認-3：後外側欠損がある症例では，subtype Pにならないように直接的整復を必要とする可能性がある。

手術手技

1　整復（間接的整復，直接的整復）

間接的整復

牽引手術台を使用して術前に整復操作を行う。通常は内・外転中間位，膝蓋骨正面になるようにして牽引する。透視側面像はtrue lateral viewでは前壁の確認ができないので，いわゆる「杉岡側面像」を得られるように患肢に対して照射角45°で，頚部骨頭に垂直方向から観察できるようにする 図5。

> **コツ&注意　NEXUS view**
>
> 術前に，subtype Pで遠位骨髄内に近位骨片が陥入している場合には，いったんしっかりと牽引してかみ込みをはずす必要がある。かみ込みをそのままにしておくと，後に整復が困難になるので注意する。

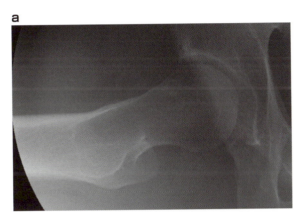
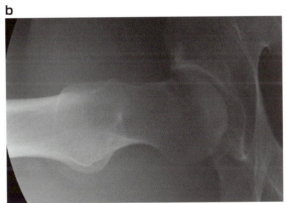
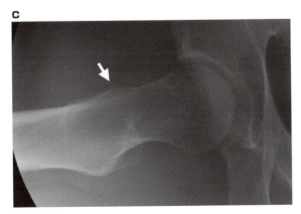
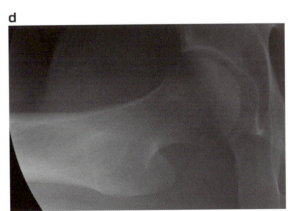

図5　透視側面像

a：頚部の前捻と前方骨皮質の状態がよくみえる"杉岡側面像"での透視が，前方骨性支持の獲得の判断がしやすい。
b：いわゆるtrue lateral viewでは前方の骨性支持の獲得の判断は困難である。
c：やや内旋位では腸骨大腿靱帯付着部の隆起（矢印）がみえる。この頂点付近に骨折線があることも多く，骨皮質の重なり合いで近位が遠位の前にあることが確認できる。
d：やや外旋位でも判断は可能である。

側面像で前方凸変形を呈することが多く，膝を押さえることで生理的前捻を付けることができる．適切な位置まで膝を押さえてテーピングすると準備完了する 図6 ．

前方骨性支持を獲得するためのプロトコールを 図7 に示す．プロトコールのキーとなるのは間接的整復後の安定型のsubtype P，後外側欠損型のsubtype N，Pに対して直接的整復操作を行うことである．

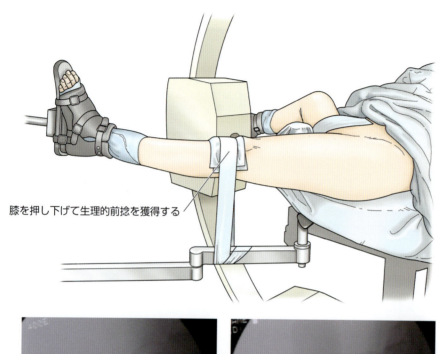

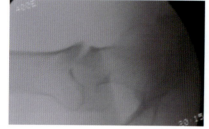 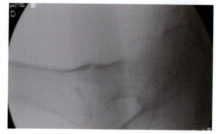

図6 間接的整復のための準備

膝部を押さえ込んでテーピングすることで前方凸変形を矯正し，生理的前捻を獲得できる．

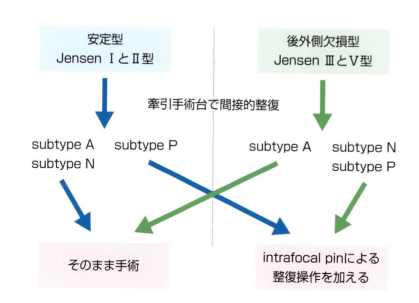

図7 前方骨性支持を獲得するためのプロトコール

間接的整復を行った時点でsubtype Aであればそのまま手術を行う．
subtype Pであれば直接的整復を施行して前方骨性支持を獲得する．
subtype Nは骨性支持ありと考えるので，さらなる整復が必要か否かは意見が分かれるところであるが，経過中にsubtype Pに転位することを危惧して，特に後外側欠損型ではできるだけsubtype Aにしておきたい．よって整復操作の結果subtype Nのままであっても失敗ではない．

直接的整復

a）転位した前方beakを伴う骨折

腸骨大腿靱帯より遠位で骨折する場合，靱帯に引っ張られてbeak状の前方転位を生じることがある．牽引しても整復位は得られないので，前方に小切開を加えて直接beakを押し込んで整復位を獲得し，通常の手術を行うとよい 図8 ．ラグスクリュー挿入まで整復位を保持しておく必要がある．

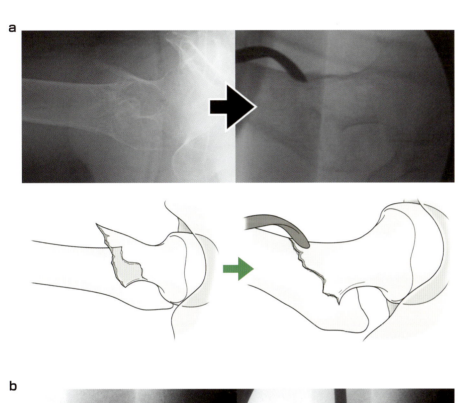

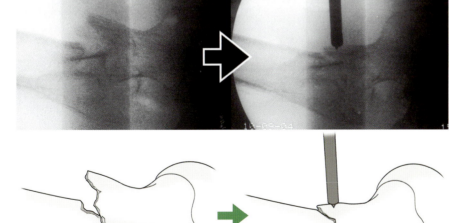

図8 転位した前方beakを伴う骨折

腸骨大腿靱帯より遠位の骨折では前方beakが浮き上がる例では，直接的整復でbeakを押さえ込む必要がある．前方切開からツールを挿入して押し込むか（a），通常のラグスクリューの切開からエレバトリウムなどで押し下げている（b）．

b）Jensen type Ⅲ型 & Ⅴ型（後外側骨片を有する骨折）の整復

　イメージ前後像で骨折線内側（小転子より）と外側（大転子より）のポイントを決め，マークする。この際，大腿動脈を触知してポイントと離れていることを確認しておく 図9 。

　径2.4mm K-wire 2本をそれぞれマークポイントから挿入し，骨折線内に挿入する。このK-wireを梃子にして近位骨片の前方骨皮質を遠位骨片より前に移動させてsubtype Aにする 図10 。骨皮質1/2〜1枚分の厚みで内外側ともに平行に前方に移動するようにイメージする。場合によっては平行に前方移動できない場合があるが，そのときはfemoral calcarよりの前内側骨皮質だけでも前方に移動させてかみ合わせて骨性支持を得る。

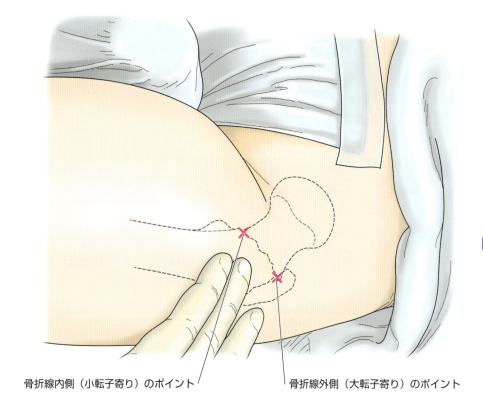

図9 直接的整復：intrafocal pin エントリーポイントのマーキング

骨折線外側（大転子寄り）と骨折線内側（小転子寄り）のポイントを決めてマークする。動脈を触知してエントリーポイントと離れていることを確認する。

骨折線内側（小転子寄り）のポイント　　骨折線外側（大転子寄り）のポイント

大腿骨転子部骨折の困難な症例に対する骨接合術：髄内釘

> **トラブル NEXUS view**
>
> **整復できない！**
>
> 　intrafocal pinningでsubtype Aに整復できないときは，過度に牽引していると緊張が強すぎて骨片が動かないことがあるので，少し牽引を弱めてみる。径2.4mm K-wireより太い径3.0mm K-wireを使用してみる，K-wireの代わりにエレバトリウムや小ホーマン鉤を使用してみる，などを試行してみる。
>
> 　それでも整復が得られないときには，腸骨大腿靱帯の剥離を施行する。ラグスクリューを挿入する皮切を拡大し，靱帯付着部内側を中心に剥離する。エレバトリウムやK-wireで骨片を移動させ，直接触診してsubtype Aになっていることを確認して手術を施行する。

a

骨折線の前内側に挿入したK-wire　　骨折線の前外側に挿入したK-wire

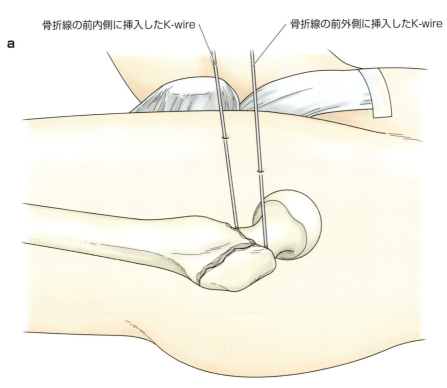

b　K-wireを梃子にして整復する

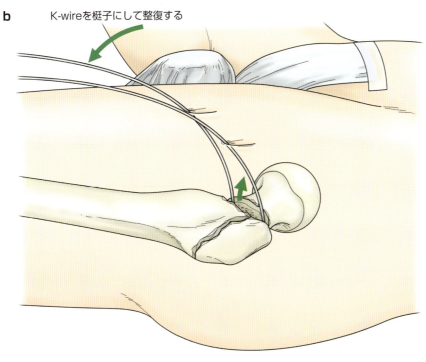

図10 直接的整復：intrafocal pinning

皮質骨の厚みの分だけオーバーラップさせて接触させることを意図している。このK-wireはラグスクリュー挿入まで助手に保持してもらい，整復位を維持しておく。

a：径2.4mm K-wireを大腿前面から挿入する。

b：骨折線から前内側と前外側に挿入したK-wireを梃子にして整復する。これによりsubtype Pをsubtype Aに矯正する。

75

いったんsubtype Aに整復されたら，intrafocal pinなどを助手に把持させ，整復位を保持したまま通常の手術を施行する 図11 。ラグスクリューを挿入するまでK-wireを抜去してはいけない。ラグスクリューを挿入し，牽引を緩めて骨同士を接触させて骨性支持がはずれないことを意図してコンプレッションをかけてからK-wireを抜去する 図12 ， 図13 。

　以下，著者が標準に使用している"ガンマ3の手術手技"を解説する。

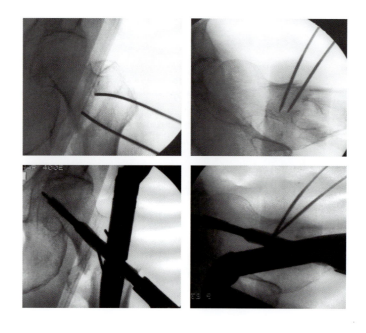

図11 直接的整復：intrafocal pinによる整復

K-wireを挿入したままでリーミングやラグスクリュー挿入が可能である。

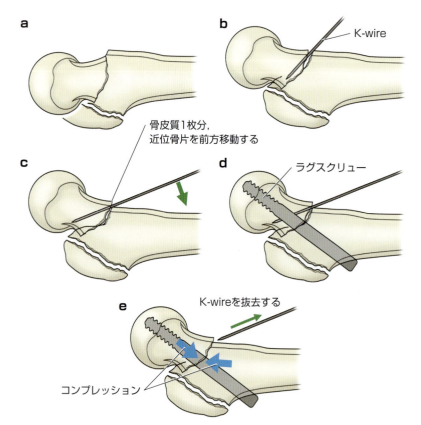

図12 直接的整復：intrafocal pinningの手順（側面像）

a：この状態で牽引手術台に載せる。
b：膝を押さえて前捻を獲得し，骨折線前方からK-wireを挿入する。
c：骨皮質1枚分近位骨片を前方に移動させると前方骨皮質支持ができる。
d：このままラグスクリューを挿入する。
e：若干コンプレッションをかけ，整復位を確実なものとしてからK-wireを抜去する。

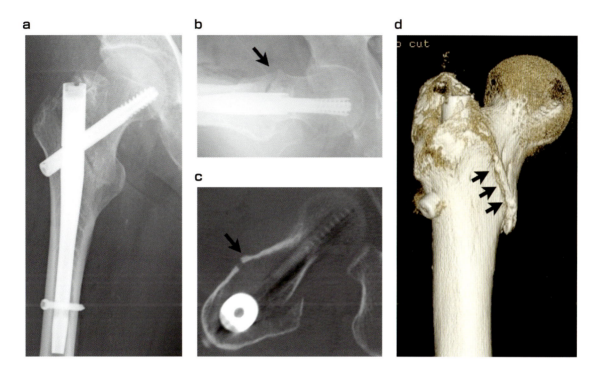

図13 Jensen type Ⅲ（83歳，男性）

a，b：術直後のX線像。単純X線像では整復の効果を判定することは難しい。

c，d：術後1週のCT。術後CTで認められる骨皮質1/2〜1枚程度の厚さのsubtype Aが望ましいと考えている。

2 皮切

大腿骨軸の延長線上に縦切開を加える。通常，大転子先端の2横指近位から2～3cmの切開で十分である 図14 。

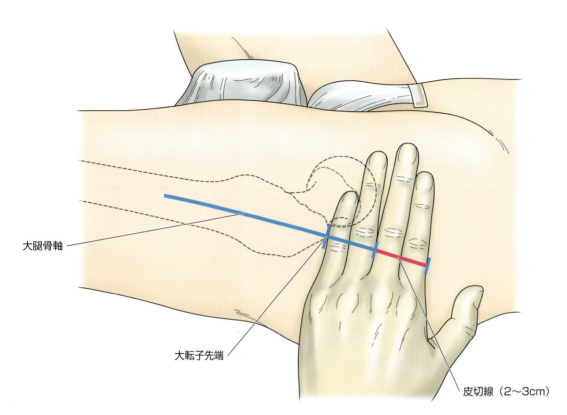

図14 皮切

大転子先端から指4本当て，大腿骨軸延長線上に近位2本分の皮切を加える。

3 エントリーポイントの作製

筋膜を皮切に沿って切開し，中殿筋を筋線維方向に分ける。ここで大転子の先端を指先で触れてオウルをあてがい，イメージでオウルの位置を確認する。挿入点は大転子先端のやや内側を目標とし，オウルで挿入点を作製する。中空オウルだとオウルを通してガイドワイヤーが挿入できる。最近はK-wireガイド下にクラウンリーマーを使用している。

側面像で近位骨髄腔の延長で大転子頂点に開口するが，骨幹部に対する頚部のオフセットを考慮する必要がある。頚部軸は大腿骨近位軸と一平面上にはない捻れの位置で，頚部軸が前方へ平均8.1mmオフセットしている[16]。よって髄内釘挿入に影響がない範囲で若干前方にエントリーポイントを作製したほうが，ラグスクリューが骨頭頚部軸に対して平行に近く挿入されるので，より好ましいと考えている。

通常の高齢者の骨折では髄腔は大きく，リーミングが必要な症例は少ない。ただし近位側は小転子の高さまで16mmでリーミングする。著者は20ccのディスポシリンジを切ってスリーブを作製している 図15a 。リーミングの際に，このプロテクションスリーブで中殿筋を保護し，さらにスリーブでリーマーの先端を自由に操作することができる 図15b 。骨折線が挿入点にかかる症例では，髄内釘の挿入により近位骨片が内側に転位することがある。これを予防するために，このスリーブを使ってリーマー先端を中枢骨片の骨皮質に押しつけることで，同部が削れて容易にエントリーポイントを拡大できる 図15c 。また最初の開口部が多少外側や後方だった場合も，この方法で修正することが可能である。

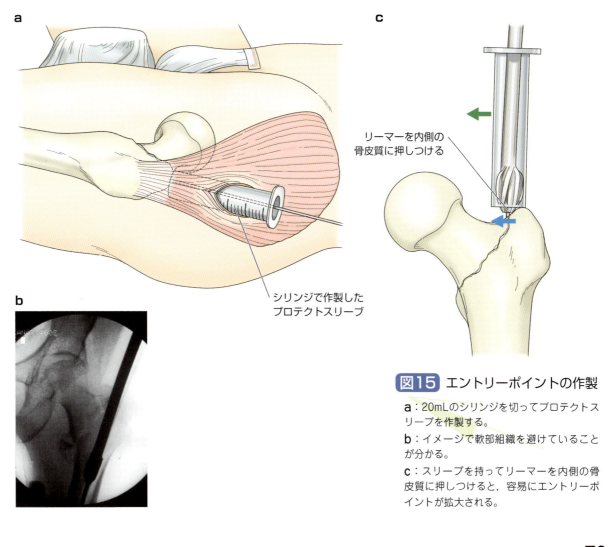

図15 エントリーポイントの作製
a：20mLのシリンジを切ってプロテクトスリーブを作製する。
b：イメージで軟部組織を避けていることが分かる。
c：スリーブを持ってリーマーを内側の骨皮質に押しつけると，容易にエントリーポイントが拡大される。

4 髄内釘の挿入

髄内釘の挿入位置を決定するために著者らが開発したOneShot Guide（以下OSG）が有用である[1, 2]（OSGの詳細に関しては関連文献を参考）。

> **コツ&注意 NEXUS view**
>
> 髄内釘の挿入は用手的に行うことを原則とし，ハンマーによる打釘は挿入時の骨折の原因となりかねないため禁忌である。
> 通常は容易に挿入可能であるが，骨幹部前弯や外弯などで10mm釘でも挿入が困難な例では，さらに髄腔リーミングを行う。

5 ラグスクリューの挿入

著者はラグスクリューの至適位置を，前後像で骨頭中心から下方，側面像で骨頭中心と考えている。極端な下方挿入は避けるようにしている。

この位置にOSGを使用して照準を合わせた後に，径5.5mmドリルでプレドリリングを行う[17]。このプレドリリングを行うことで，ガイドワイヤーが骨皮質を貫く際の手ぶれやしなりを予防でき，正確に照準に沿ってガイドワイヤーを挿入することができる。プレドリリング後に速やかにラグスクリューガイドワイヤーを骨頭軟骨下骨まで挿入する。デプスゲージでラグスクリュー長を測定し，リーミングを行う。

このデプスゲージの計測はガイドワイヤーの先端から10mm引いた値となっているが，著者は5mm引いた値すなわちデプスゲージが示す値に5mm足したスクリューを使用している。

ラグスクリューを挿入するときはイメージで挿入の深さを確認する。挿入が浅いとカットアウトの危険性があり，もちろん深すぎて骨頭を穿孔してはいけない。さらにラグスクリューがスライディング可能なように，適度に大腿骨外側骨皮質から突出していることを確認する。そしてセットスクリューを挿入する。セットスクリューはしっかり締め込みラグスクリューの動きがなくなることを確認し，そして90°スクリューを緩めることでラグスクリューとセットスクリューの遊びが生じることを確認する。

6 ロッキングスクリューの挿入

ガンマ3では横止めは1本のみでdynamic holeとstatic holeを選択できる。著者はstatic holeを使用している。

術後の骨幹部骨折の観点から，遠位ロッキングスクリューは使用しないという意見もある一方，横止めスクリューをしない症例に骨折を起こすという報告もあり，一定した見解はみられない。

7 頚基部骨折の症例

頚基部骨折の定義

2011年版『大腿骨頚部／転子部骨折診療ガイドライン改訂第2版』に準じ，「少なくとも骨折線の一部が滑膜性関節包外にあるが，靱帯性関節包の内部にあると思われる症例を頚基部骨折とする」と定義する 図16 。

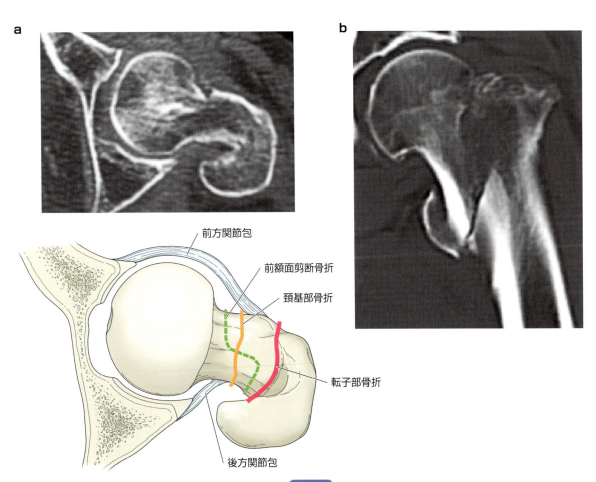

図16 頚基部骨折の定義

a：CT横断像。前方の関節包は転子部付近に広く付着し，後方の関節包は骨頭下付近の狭い範囲に付着する。よって関節外と関節内にまたがる骨折が頚基部と定義された。
従来，赤太線部の近位骨片が小さな骨折型も頚基部骨折と呼称されていたが，新ガイドライン定義では赤太線は転子部骨折となる。しかし回旋不安定性を有するという意味では注意が必要である。
黄緑点線は前額面剪断骨折で，頚部前方骨皮質は骨幹部側，後方骨皮質は骨頭側にある骨折型で頚基部骨折に含まれる。
b：CT前額面像。頚部の分節を合併する骨折型である。vertical fractureでも同様に頚基部と呼称するに値する骨折型がある。

前額面剪断骨折

前額面剪断骨折は頸基部骨折に含まれる回旋不安定性が強い骨折型である 図17, 図18。

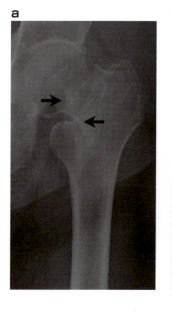
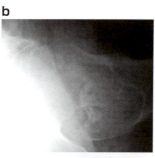
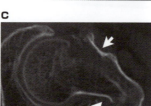
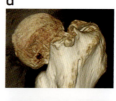
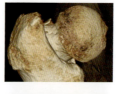
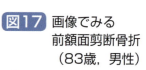

図17 画像でみる前額面剪断骨折（83歳, 男性）

a：X線前後像。femoral calcarのダブルライン（黒矢印）が確認できる。
b：X線側面像。前方は骨頭下から後方は転子間稜直近位に骨折線が走っている。
c：CT像。頸基部前額面剪断骨折が明瞭である。
d：3D再構築像。前方は骨頭下に, 後方は転子間稜直近位に骨折線がある。

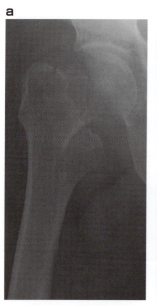
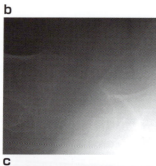
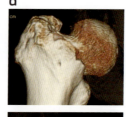
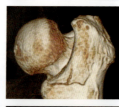
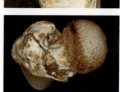

図18 画像でみる前額面剪断骨折（84歳, 女性）

a：X線前後像。
b：X線側面像。骨折型は不明瞭である。
c, d：CT像（c）および3D再構築像（d）では, 頸基部前額面剪断骨折が明瞭である。

前額面剪断骨折ではfemoral calcar lineが2本みえるのが特徴である 図19b 。1本は骨頭から連続する頚部後壁の線であり、もう1本は転子下部から連続する頚部前壁の線である。

まずは十分に牽引して内反変形を整復する 図19c 。剪断骨折部を閉じるように内旋して十分に骨折面を接触させて、やや牽引を緩めてかみ合わせる 図19d 。

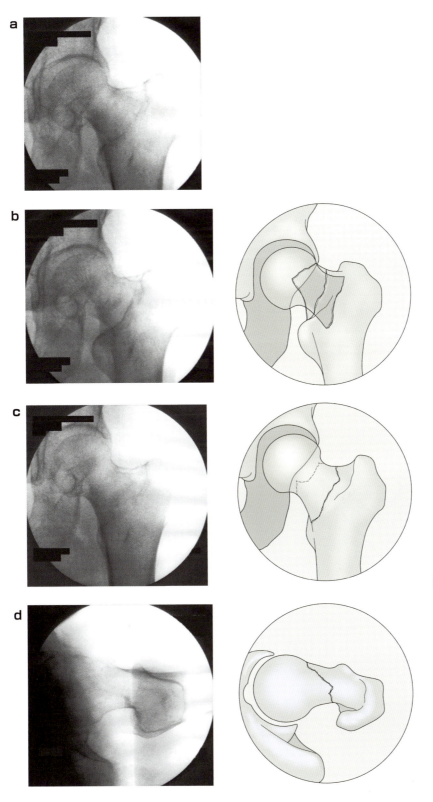

図19 術中透視像でみる前額面剪断骨折（83歳，男性）

a：正中位。一見，整復は良好にみえる。
b：外旋するとdouble calcar lineが確認できるので，近位骨片の内反転位が遺残していることがわかる。
c：さらに牽引して内反転位を整復する。
d：内旋して頚部前壁を押しつけると側面での整復が完了する。

整復を確実にするために直接的整復は有用である。前方から径4.0mm Steinmannピンの鈍側で頸部を直接押し込んで整復し 図20a，径2.0mm K-wireを側方から前方骨皮質に沿って2本挿入して前方骨皮質ごと骨折部を押さえ込むようにして整復位を保持する 図20b ～ 図20i 。

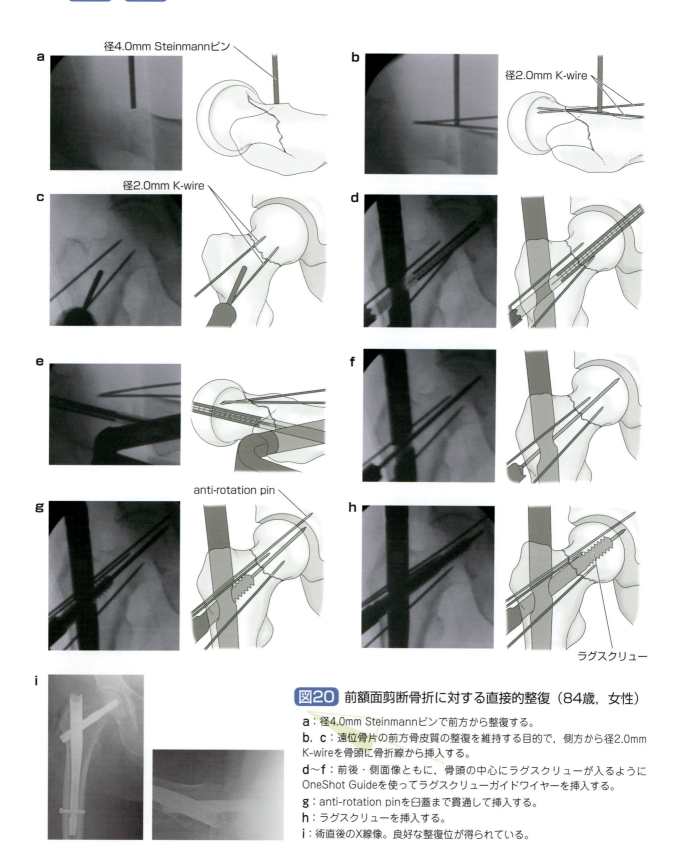

図20 前額面剪断骨折に対する直接的整復（84歳，女性）

a：径4.0mm Steinmannピンで前方から整復する。
b，c：遠位骨片の前方骨皮質の整復を維持する目的で，側方から径2.0mm K-wireを骨頭に骨折線から挿入する。
d～f：前後・側面像ともに，骨頭の中心にラグスクリューが入るようにOneShot Guideを使ってラグスクリューガイドワイヤーを挿入する。
g：anti-rotation pinを臼蓋まで貫通して挿入する。
h：ラグスクリューを挿入する。
i：術直後のX線像。良好な整復位が得られている。

いったん整復位が獲得できれば，通常の手技に則り内固定を行う．ラグスクリューの方向に沿ってスライディングするため，ラグスクリューはできるだけ前方から挿入したい．そのためにエントリーポイントは前方寄りが好ましい 図21．

　ラグスクリュー挿入位置は回旋モーメントが生じないよう[18]に意図して前後像・側面像ともに骨頭中央になるように挿入する 図22．さらにU-lagなどの回旋抵抗性があるデバイスを使用すべきである．

　ここで術中回旋転位が問題となるので，術中の回旋をコントロールするためにラグスクリュー，ガイドワイヤー挿入後，K-wireをもう1本anti-rotation pinとして追加する 図20，図23．

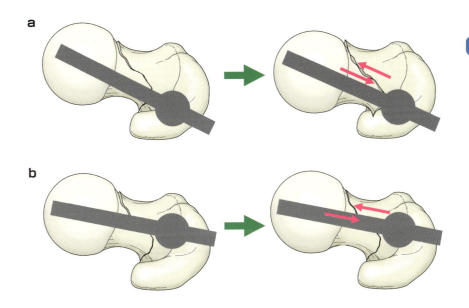

図21 前額面剪断骨折に対するエントリーポイントによるスライディングの違い

a：エントリーポイントが後方にあると，ラグスクリューは後方から前方に向けて挿入され，スライディングの方向が骨折線の方向と一致して剪断力がかかる．
b：エントリーポイントをやや前方にもっていくと，ラグスクリューは若干前方からの挿入になり，スライディングの方向が骨折線に圧迫力がかかる方向になる．

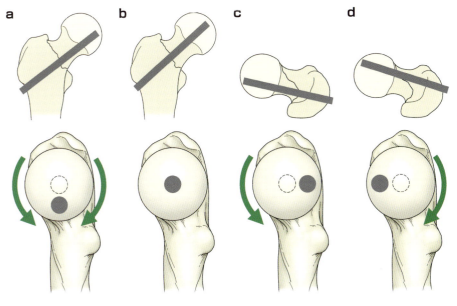

図22 ラグスクリューの至適挿入位置

ラグスクリューが偏心性に挿入されると，ラグスクリューを軸として回旋モーメントが生じるので，前後像（a，b）と側面像（c）と両方で骨頭中心に挿入するのが望ましいと考える．
a：前後像．骨頭下方に挿入する．
b：前後像．骨頭中心に挿入する．
c，d：側面像．偏心性に挿入する．

85

それでもリーミング時やラグスクリュー挿入時に近位骨片が回旋することがあるので，K-wireの固定力を過信せず，回旋作業時は透視をよく観察すべきである。単鈍鉤を用いて直接近位骨片を押さえる方法は有効である[19] 図23。

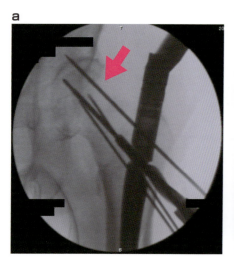 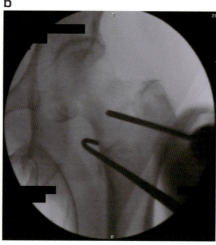

図23 術中回旋転位を予防する直接的整復

a：ラグスクリュー，ガイドワイヤー挿入に続いて術中の回旋転位を予防するためにK-wireを挿入する。骨頭を貫通して寛骨臼まで挿入すると固定が強くなる。
b：単鈍鉤をラグスクリュー挿入の皮切から骨前方に滑らせて直接頚部を押さえ込む。

粉砕骨折

　Jensen type Ⅲ & Ⅴに準じてまずは間接的整復を行う。術前3D-CTで計画した主骨片同士接触可能な部位をsubtype Aとなるように整復する。多くは前方内側の骨皮質が厚い部分が該当する。近位骨片が小さくて術中回旋転位が危惧されるときには，前述のanti-rotation法を応用する。今まで述べたテクニックの応用で対処可能であるが，後療法を加減する必要もある。いずれにせよ症例ごとの判断である。

　著者には経験がないが，全周にわたり粉砕している例ではshort femoral nailの適応のみならず，骨接合術の適応すらないのかもしれない。

文献

1) 徳永真巳. short femoral nail固定法. 松下　隆, 渡部欣忍（編）. 大腿骨頚部・転子部骨折診療ハンドブック. 東京：南江堂；2009. p.220-34.
2) 渡部邦久, 浦上征男, 高杉茂樹, ほか. 大腿骨頚部外側骨折に対するCHS法 －migrationの検討－. 中四整会誌 1993；5：339-45.
3) 那須享二. 高齢者大腿骨転子部骨折に対するJewett釘固定法の再検討. 骨折 1990；12：340-4.
4) 生田拓也. 大腿骨転子部骨折における骨折型分類について. 骨折 2002；24：158-62.
5) 宇都宮啓, 井原成男, 鈴木聖裕, ほか. 大腿骨転子部骨折の分類法－近位骨片と遠位骨片の回旋転位に注目して－. 整・災外 2005；48：1561-8.
6) 桑原功行, 佐藤心一, 梅原寿太郎. 転位のある大腿骨転子部骨折に対する小切開整復固定法. 骨折 2009；31：314-7.
7) 大隈　暁, 福田文雄, 戸羽直樹, ほか. 大腿骨転子部2-part骨折における整復位とtelescopeの関係. 骨折 2009；31：318-21.
8) 佐藤　朗, 谷藤　理. 側面像を重視した大腿骨転子部骨折の治療. 骨折 2007；29：771-3.
9) 原　夏樹, 福田文雄, 村井哲平, ほか. 3,4 part大腿骨転子部骨折における整復位とsliding量の関係 －2part骨折と比較して－. 骨折 2010；32：753-6.
10) 前原　孝, 森谷史朗, 浅野哲弘, ほか. 大腿骨転子部骨折における術後転位に対する我々の対策. 骨折 2011；33：146-50.
11) 福田文雄, 元嶋尉士, 田島貴文, ほか. 大腿骨転子部骨折における過度のslidingに関する因子. 骨折 2012；34：81-4.
12) 塩田直史, 佐藤　徹, 哲長智紀, ほか. 大腿骨転子部骨折における術中整復位の評価と成績. 骨折 2013；35：345-8.
13) 中野哲雄. 高齢者大腿骨転子部骨折の理解と3D-CT分類の提案. MB Orthop 2006；19：39-45.
14) 徳永真巳. 不安定性大腿骨転子部骨折に対するSFNによるマネージメント. 別冊整形外科 2012；61：26-36.
15) 徳永真巳, 吉本隆昌, 宮城　哲, ほか. 大腿骨転子部骨折において後外側支持欠損がlag screw slidingに与える影響. 骨折 2013；35：98-102.
16) 阿部靖之, 田上　学. 大腿骨頚部・転子部解剖の3D CTによる検討. 骨折 2013；35：73-6.
17) 徳永真巳, 戸澤興治, 徳永純一, ほか. OneShot Guideを使用したガンマネイル手術におけるプレドリル法の有用性の検討. 日整会誌 2005；79,S32.
18) 徳永真巳. 大腿骨頚基部骨折. 佐藤克己（編）. 治療法. 東京：金原出版；2013. p.89-95.
19) 井上尚美. 大腿骨転子部骨折の治療-intramedullary nail固定の利点と限界-. 整・災外 2010；53：941-51.

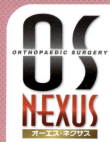

II. 大腿骨側

大腿骨転子部骨折に対する一期的人工骨頭置換術
大転子プレート一体型calcar replacement stemによる再建

徳島厚生連吉野川医療センター　三上　浩

Introduction

術前情報

●適応と禁忌
　高齢者の転子部不安定型骨折で，除痛のみならず早期歩行を希望する症例，頚基部骨折，頚部縦骨折も適応である。

●麻酔
　基本的には腰部硬膜外麻酔で行っている。

●手術体位
　患側上の側臥位である。

●使用人工骨頭機種
　MOD-CentaurStem™（京セラ）
　（cementless and modular calcar-replacement stem）

手術進行

1. 皮切・展開
2. 骨頭の処置，大腿骨髄腔のリーミング
3. トライアルステムの挿入と転子部前方のトリミング
4. 大転子骨片裏面のトリミングと仮整復
5. 中殿筋の縦割と大転子プレートの仮固定
6. ステムインプラントの挿入と大転子インプラントの固定
7. 後療法

❶術前の3D-CT画像は詳細な骨折情報が得られる。
❷術前に健側小転子上端を基準として使用インプラントの作図計画をする。
❸ホーマン鈎を上手く使用して，骨幹骨折部全周を確保することがポイントである。
❹大転子裏面の骨髄処置もポイントである。
❺中殿筋縦割は前方に行き過ぎると大転子骨片が後方にずれるので注意を要する。

手術手技　広範な後側方支持性を失った高度不安定型骨折

1 皮切・展開

　Moorの皮切を用いるが，小転子骨片まで処置をするため，皮切遠位は大転子下端から3横指遠位まで延長する 図1 （症例は大転子から小転子までが連結した大小転子連結骨折）。

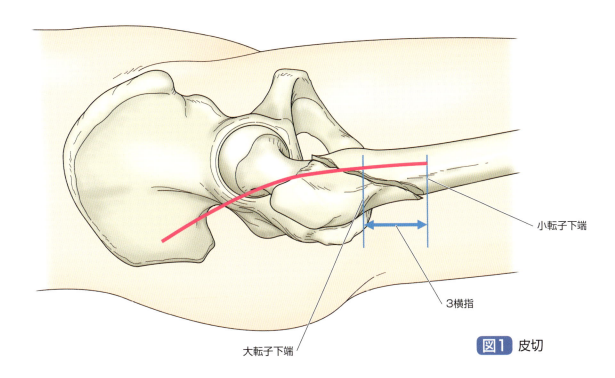

図1　皮切

（ラベル：小転子下端、3横指、大転子下端）

大腿筋膜張筋に同皮切を加えると，後方に転位した大転子骨片を認めるので，まず二双鉤にてこれを上方に引き上げる 図2a 。引き続き関節包上下にホーマン鉤を挿し込み，上方に引き上げると大・小転子骨片は整復される 図2b 。

> **コツ&注意　NEXUS view**
> 　術野を確保するコツは，関節上下に挿入したホーマン鉤をテコにして腹側に引き上げることである 図2b 。骨折分類において大転子と小転子間の骨折を認める型は，本骨折型の亜型であり，同様な手術手技で対応できる。

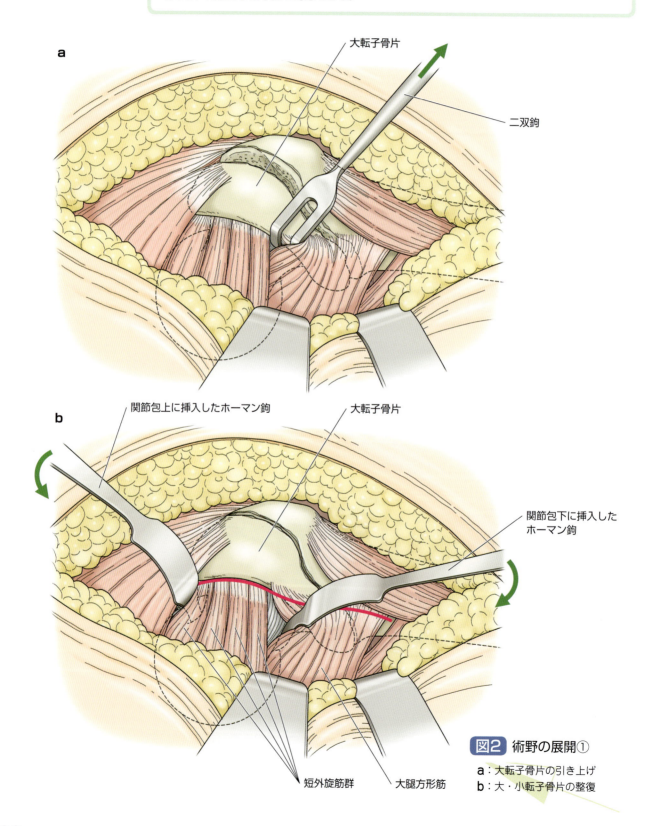

図2　術野の展開①
　a：大転子骨片の引き上げ
　b：大・小転子骨片の整復

短外旋筋群，大腿方形筋を切離すると骨片は安定する 図3a 。大腿方形筋は外側大腿回旋動静脈を含むので慎重に止血，凝固しながら切離する。大腿方形筋の裏面にガーゼを挿入すると止血が容易である 図3a 。腸腰筋腱は小転子を前上方に牽引するため，骨片は大転子と小転子間で再骨折しやすいため，腸腰筋腱を切離する 図3b 。これで大・小転子骨片は安全に反転できる。

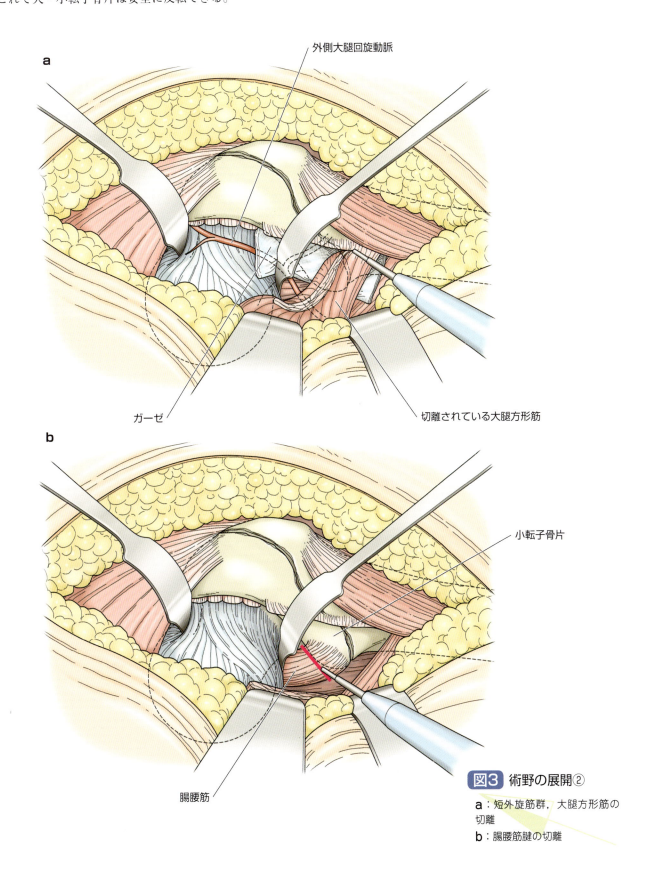

図3 術野の展開②
a：短外旋筋群，大腿方形筋の切離
b：腸腰筋腱の切離

2 骨頭の処置，大腿骨髄腔のリーミング

　単鈍鉤にて大転子骨片を整復して術野を確保した後，関節包をT字切開して骨頭を露出する 図4 。まずボーンソーにて骨頭下を切断して骨頭を抜去後，脱臼位にて残存する頸部骨片を除去する 図5 。大転子骨折端と骨幹間にホーマン鉤を挿入し，大転子骨片を確実に反転する。このとき骨幹骨折端の裏面と小転子側にもホーマン鉤を挿入し，全周を展開することが重要である 図6 。

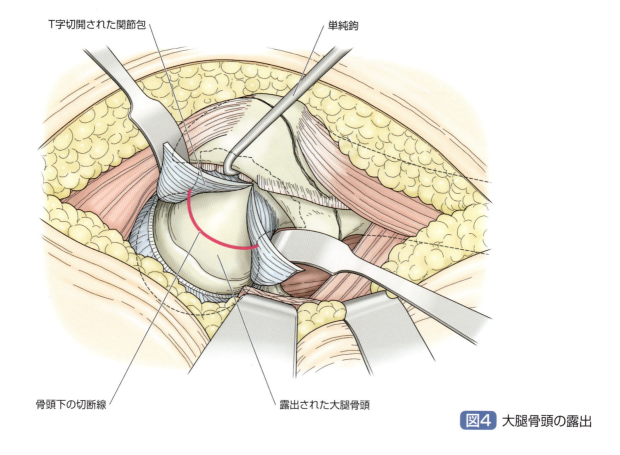

図4 大腿骨頭の露出

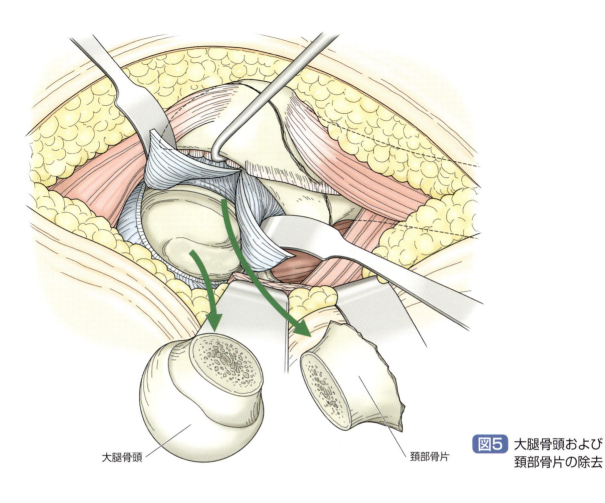

図5 大腿骨頭および頚部骨片の除去

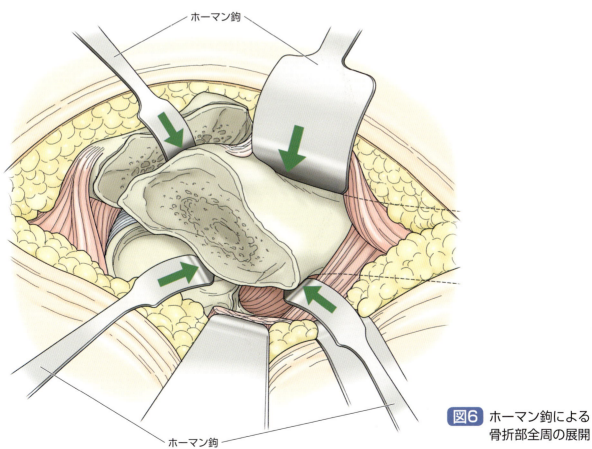

図6 ホーマン鉤による骨折部全周の展開

次に小転子上端を基準に遠位，近位髄腔をリーミングする。

遠位髄腔のリーミングは用手的に行う 図7 。刃がカラカラと骨皮質に軽く接触したら，それ以上の操作は不要である。実際の遠位インプラントはスプライン形状のため，トライアルステムより直径が1.2mm大きいので，最終リーマー径より1mm小さなインプラントを選択する。

近位髄腔のリーミングはパワーリーマーを用いて骨皮質を確実にリーミングする 図8 。近位部インプラントにはポーラス処理がされているので，リーマー径よりも実際には大きな径となるためである。

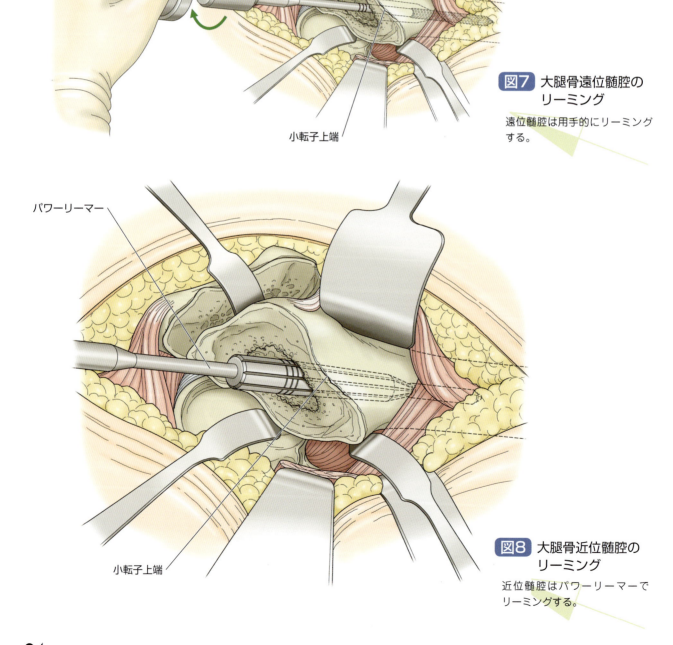

図7 大腿骨遠位髄腔のリーミング
遠位髄腔は用手的にリーミングする。

図8 大腿骨近位髄腔のリーミング
近位髄腔はパワーリーマーでリーミングする。

3 トライアルステムの挿入と転子部前方のトリミング

予定の遠近トライアルステムを組み立て，髄腔に浅く挿入する。小転子骨折を伴う症例ではステム前捻の直接的指標がないため，間接的に膝関節内顆を指標にして約15～20°の前捻をつけて，トライアルステムを設置する 図9 。

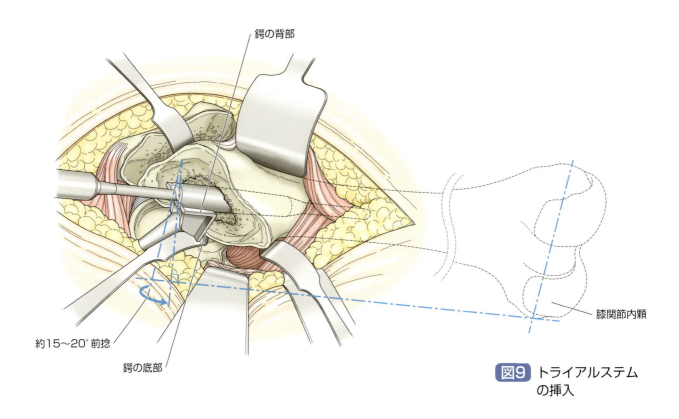

図9 トライアルステムの挿入

このとき近位ステムのcalcar replacement部には底部と背側に鍔（つば）があるので，この鍔部の形状に合わせて小転子上端を基準に水平骨切りと転子部前方部に縦骨切りを加える 図10 。予定の位置まで慎重に挿入し，適合性と安定性を確認する。

> **コツ&注意 NEXUS view**
> 　挿入したステムの適合性と安定性を確認する際，ステムが用手的に少し回旋する程度の固定性が適当である（本文参照）。しかし容易に回旋するようならば，ステム位置をさらに深くするか，近位ステム径を大きくする必要がある。
> 　近位部リーマーには大腿骨頂部（骨頭中心）までの距離が刻印されているので参考にする。

　ここで予定のボディ高，ネック長，内外ヘッドを装着し，ステムを整復する。脚長差，可動域と脱臼の有無を確認する。微調整は頚部長にて可能である。確認後，ステムをいったん脱臼させる。

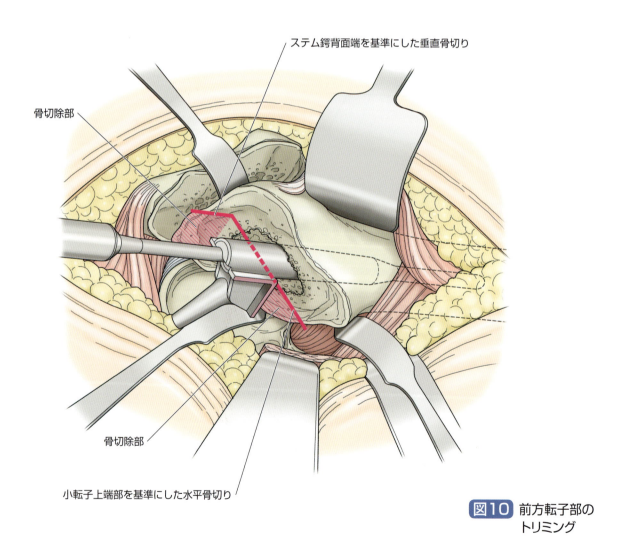

図10　前方転子部のトリミング

4 大転子骨片裏面のトリミングと仮整復

　大転子骨片の整復位置を確認後，骨把持鉗子などを用いて大転子骨片を反転する．鋭匙もしくはリウエル鉗子を用いて裏面の骨髄を十分に除去し，ステムに沿うようにする 図11．このとき，比較的大きなコネクターが設置できるように大転子頂部の骨皮質も切除することが重要である．

> **コツ&注意 NEXUS view**
> 　大転子骨片裏面の骨髄はステムとの適合性に関与するので，骨皮質外郭のみになるまで切除し，大転子頂部の骨皮質も切除しておく．
> 　特に大転子頂部の骨皮質には中殿筋が付着して切除しにくいため，十分に除去することもポイントである．

> **トラブル NEXUS view**
> **操作中に骨折発生！**
> 　操作中，骨皮質が薄くなりすぎて細骨折を起こしても，表面の軟部組織による連続性のため，むしろ適合性がよくなる．
> 　操作中，小転子部が骨折すればいったん取り置き，ステムインプラント挿入後に整復する．

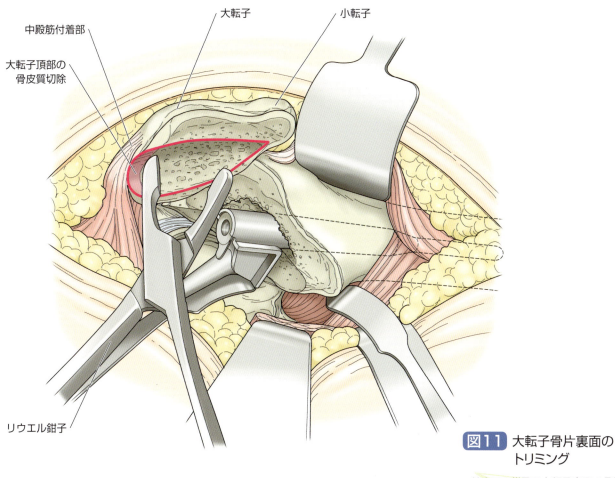

図11　大転子骨片裏面のトリミング
リウエル鉗子で大転子裏面の骨髄を十分に除去する．

続いてコネクターを緩く設置し，大転子骨片を整復する 図12 。コネクターと適合が悪ければ，再度骨片裏面のトリミングを行う。

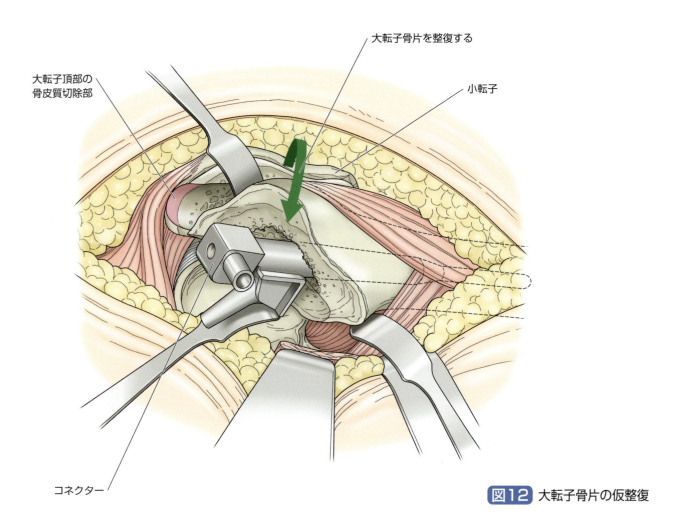

図12 大転子骨片の仮整復

5 中殿筋の縦割と大転子プレートの仮固定

　中殿筋は後方1/3から1/4部の腱性部を縦に約5cm切開する 図13①。コッヘルを挿入して開閉しておくと確実である。縦割部に大転子プレートのアーム部を挿入しコネクターと連結させる。ここで大転子骨片を仮整復し，プレートの水平方向性を決定後，中殿筋縦割部よりドライバーを挿入してステムとコネクター部を仮固定する 図13②。続いてプレートを用手的に垂直方向へ回転圧迫することにより 図13③，自動的に大転子骨片は末梢へ牽引されるため，整復位置より遠位に圧迫固定されるが，むしろ骨癒合には有利である。

　整復操作時，小転子部の骨折離開を認めることも少なくないが，小転子骨片の整復固定は必ずしも必要ではない。なぜならステムは小転子部でなくcalcar部に荷重がかかるためである。しかし，小転子部に骨髄組織を移植することを奨励する。さらに，大転子プレートの後側爪が大転子と沿わず，軽度の離開とオーバーハングを認めることも少なくなく，皮膚刺激と坐骨神経障害などが危惧されるが臨床的な問題は少ない。しかし坐骨神経の位置確認を行い，痩せた症例には注意を要する。

　最後にアーム部をねじ固定し，ネック，ヘッドを装着してステムを再度整復する。脚長差，可動域と脱臼の有無を確認し，ネック長にて微調整する。ここでゆっくりと屈曲し，大転子の固定性を確認する。大転子骨片が前方に整復されていると，屈曲に伴い下肢は内旋するので，中殿筋縦割部をさらに後方に設置し直すことが必要である。プレート長は骨片を圧迫する長さの50mmのものを使用するとよい。

> **コツ&注意 NEXUS view**
> 　ステムとコネクターとの連結ネジは中殿筋縦割部より前下方にあるので，小筋鉤にて展開するとネジ穴を視認しやすい。
> 　大転子プレートの垂直回旋時，テコの原理により，用手的に容易に，かつ確実に固定される。
> 　大転子プレートのネジ固定は側面から行うので，カップ装着後にはドライバー操作が困難なため，カップの装着前に必ず大転子プレートを装着する。

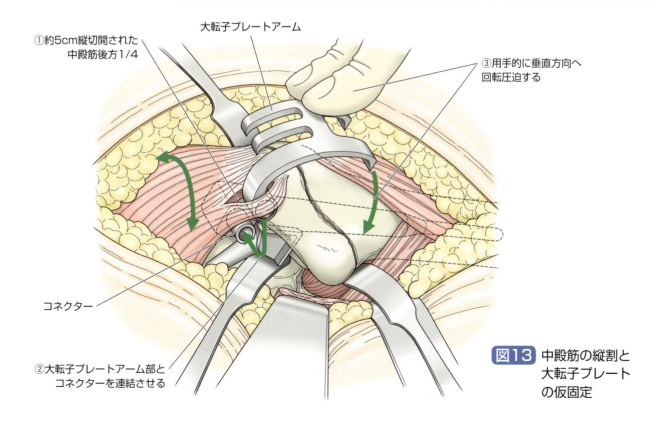

図13 中殿筋の縦割と大転子プレートの仮固定

6 ステムインプラントの挿入と大転子インプラントの固定

　洗浄後，ステムインプラントを組み立てる。ステムインプラントの挿入は，まずステムの前捻角を確認後，用手的に予定位置の約2〜3cm手前まで挿入し，以後は慎重にハンマーで予定位置まで叩きこむ。用手的に挿入が困難なときは無理をせず，再度遠近のリーミングをすることが重要である。挿入できればステムに回旋を加え安定性を確認する。

　次にステムにコネクターを装着し，中殿筋縦割部より大転子プレートのアーム部を挿入してコネクターに緩く仮固定する。ここで大転子骨片を整復し，プレートを水平，垂直回旋させ，大転子に沿うことを再確認する。確認できれば，いったんプレートを軽く挙上させて，大転子とステム間に骨頭からの骨髄組織を移植すると，さらに固定性が高まる 図14 。移植後，まずプレートの水平回旋を再度確認後ステムとコネクター部をドライバーにてしっかりと固定し，次に用手的に大転子プレートを垂直回旋してコネクターとアーム部をネジにて確実に固定する。大転子プレートの圧迫が弱いときは，ナイロンハンマーで叩打してもよい。

　最後にネック，骨頭ボール，バイポーラカップを組み立て整復する。屈曲させ，大転子骨片の安定性を確認後，中殿筋縦割部と外旋筋群などを再縫合し，ドレナージ設置後，閉創する。

> **コツ&注意 NEXUS view**
> ステムが用手的に予定位置の約2〜3cm手前まで挿入できれば適切なサイズである。
> 　大転子プレートの圧迫不良，あるいは固定部位が不良でも，固定ネジは再使用不可のため，トライアル時に十分確認しておくことが重要である。

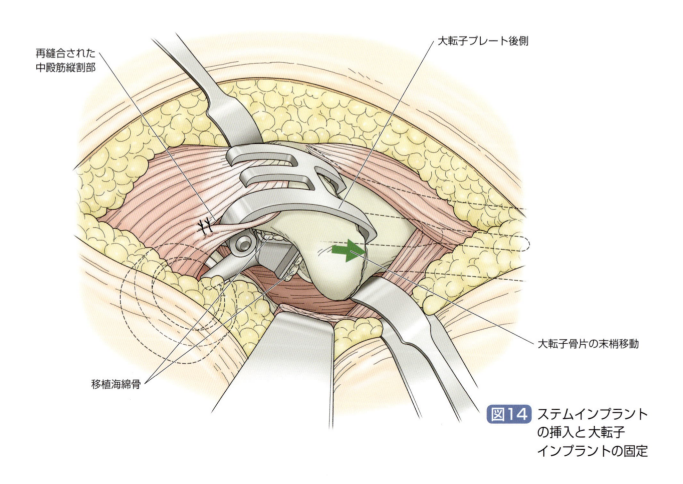

図14 ステムインプラントの挿入と大転子インプラントの固定

7 後療法

術後早期から積極的に端坐位，立位訓練が行えることが本法の最大の特徴であるが，術後発熱時は安静にする。安静により体力の早期回復が期待される。しかしその間もベッドサイドでの積極的な話しかけ，会話は認知症の予防と進行防止に有効である。解熱後はベッドアップ，端坐位，立位と進めていくが，無理な進行はめまいを誘発するので注意が必要である。高齢者の不安定型骨折は術前に著明な貧血があるため，本法によらず術後の輸血は不可欠であるが，輸血によりむしろ解熱，早期の体力回復と認知症の予防が期待される。

立位訓練においては，荷重制限の必要がないので，介助をしながらでも立位訓練を持続させることが筋力の回復，全身状態の改善，合併症（特に認知症とDVT）の予防と意欲の向上に重要である。特に高齢者では立位バランスが不良のため，筋力強化とともにバランス訓練も重要である。立位が自立するまでに約7〜14日を要するが，この自立立位さえできれば，歩行訓練は比較的容易に進行できる。特に術前に歩行可能であった症例は，術後も自立歩行が期待できる。

> **コツ&注意 NEXUS view**
>
> **早期荷重可能のメカニズム**
> 大転子プレートを圧迫すると大転子骨片はステム本体からのカウンター効果で確実に圧迫固定できる 図15。
> 中殿筋を跨いで大転子頂部に設置されたアームにより，中殿筋力に拮抗して大転子骨片を安定させることができる。

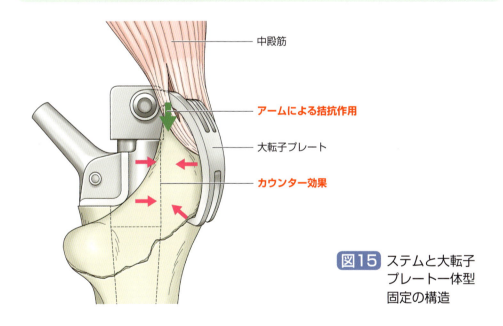

図15 ステムと大転子プレート一体型固定の構造

文献

1) 甘利留衣，三上　浩．大腿骨転子部骨折における大転子骨折の形態と合併頻度．骨折 2012；Vol.34, No.3：583-6.
2) 土岐俊一，三上　浩，ほか．大腿骨転子部骨折における画像診断の信頼性と盲点．骨折 2015；37-1：1-4.
3) 和田佳三，三上　浩．MOD-Centaur stemを用いた超高齢者大腿骨転子部骨折の治療成績．骨折 2014；36：1015-8．
4) 三上　浩，米津　浩，ほか．超高齢者の大腿骨転子部骨折高度不安定型骨折に対する専用人工骨頭再建術．特集 骨折治療の真実 下肢．Bone Joint Nerve.18号,Vol.5,No.3.東京：アークメディア；2015,p.533-43.
5) Sinno K, Sakr M, Girard J, et al. The effectiveness of primary bipolar arthroplasty in treatment of unstable intertrochanteric fractures in elderly patients. North American Journal of Medical Sciences 2010；Vol-2：561-8.

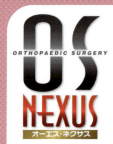

II. 大腿骨側

大腿骨頭骨折に対するtrochanteric flip osteotomy

福山市民病院救命救急センター整形外科　小川　健一

Introduction

　大腿骨頭骨折は，通常，高エネルギー外傷により受傷し，多くは交通外傷によるダッシュボード損傷が原因となる。一般に股関節脱臼や寛骨臼骨折を合併する。脱臼によりしばしば大腿骨頭への血行が障害され，大腿骨頭壊死や変形性股関節症，異所性骨化，坐骨神経麻痺といった合併症が多い。合併症の発生率は50％前後といわれており，これを予防するためには緊急の徒手整復と，適合性の良い安定した関節に再建することが重要である[1]。

　治療法は，骨頭骨折の部位・大きさ，手術適応となる寛骨臼骨折の状態に応じて決定される。

　骨頭骨折の分類として，Pipkin分類[2] 図1 が最も有名である。実際の臨床ではしばしば大腿骨頭窩に骨折線が入る骨折型がみられるが，Pipkin分類ではtypeⅠとⅡのどちらに分類されるかは明らかでない。Chironら[3]は，Pipkin分類をさらに細かく分類した 図2 。

　Pipkin分類typeⅠに相当するのがChiron分類typeⅠ，Ⅱ，Pipkin分類typeⅡに相当するのがChiron分類typeⅣとなる。Pipkin分類で分類できない骨頭窩に骨折が及んでいるものをChiron分類ではtypeⅢとして独立させている。

術前情報

●適応と禁忌

　大腿骨頭骨折は脱臼を伴っている。基本的に搬入されたらまずは十分な麻酔下に徒手整復を行う。その徒手整復後の骨片の状態に応じて治療方針を決定する。

　Giannoudisらの16論文247骨頭骨折のレビュー[4]によると，Pipkin分類typeⅠは22骨折（31.0％）で骨片摘出が行われており，長期成績を分析すると骨頭摘出が最も成績良好とされ，typeⅡでは骨接合が48骨折（61.5％）に施行されており，骨接合術による解剖学的整復と強固な内固定の獲得が推奨されている。

　Pipkinによると[2] typeⅢは徒手整復は禁忌で，青壮年では早期骨接合が，高齢者では人工股関節全置換術（THA）が推奨されている。Giannoudisらの報告と併せて考えると，Pipkin分類typeⅣでは，骨頭骨折の骨折型（typeⅠか，typeⅡか？）により骨片摘出，骨接合の判断が分かれるのはいうに及ばず，寛骨臼骨折の手術適応の有無により骨頭骨折に対するアプローチを決定する必要があり，骨接合を要する後壁骨折がある場合は後方アプローチ＋trochanteric flip osteotomyを選択し，後壁骨折の修復が不要な場合には，Smith-Petersonといった前方アプローチのみで加療する，ということとなる。ここで大腿骨頭窩に骨折が及ぶChiron分類typeⅢであるが，年齢や骨折の状態に応じて骨接合か摘出かを判断することとなろう。

　このように骨頭骨折を含む股関節周囲の詳細な分析が必要となるため，必ず術前にCT撮影とMPR，3D-CT画像を作成して術前計画を立てる必要がある。

手術進行

1	皮切・展開
2	大転子骨片の骨切・前方翻転
3	関節包の切離
4	前方脱臼
5	関節内骨片の摘出と骨頭の整復・内固定
6	股関節の徒手整復と大転子骨片の整復
7	閉創
8	後療法

大腿骨頭骨折に対するtrochanteric flip osteotomy

> **トラブル NEXUS view**
>
> **トラブル前に厳重注意！**
> 　大腿骨頭骨折はまれな外傷で，手術の難易度も非常に高い．例えば高位脱臼した変形性股関節症をTHAで再建する，ということが経験のない術者にできるであろうか？
> 　教科書や文献の知識だけでは安全・確実な手術は完遂し得ない．初めて手術に望む際には必ず十分な外傷治療の経験がある上級医の指導を仰いでいただきたい．

type Ⅰ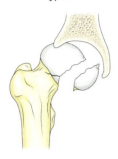
大腿骨頭窩の尾側に広がる骨片がある後方脱臼．

type Ⅱ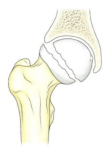
大腿骨頭窩の頭側に広がる骨片がある後方脱臼．

type Ⅲ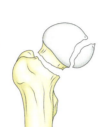
骨頭骨折に同側の大腿骨頸部骨折を合併している．

type Ⅳ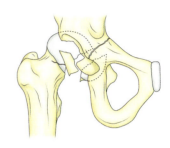
type Ⅰ，Ⅱ，Ⅲに寛骨臼後壁骨折を合併している．

図1 大腿骨頭骨折の分類（Pipkinの分類）

type Ⅰ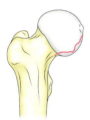
骨軟骨骨折．
Pipkin分類type Ⅰに相当する．

type Ⅱ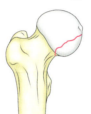
大腿骨頭1/4の骨片．
Pipkin分類type Ⅰに相当する．

type Ⅲ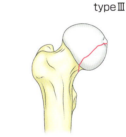
大腿骨頭1/3の骨片．
Pipkin分類では分類できない骨頭窩骨折を伴う．

type Ⅳ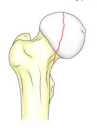
大腿骨頭1/2の骨片．
Pipkin分類type Ⅱに相当する．

type Ⅴ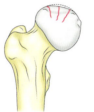
荷重面の圧壊を伴う．
　A 単発性
　B 寛骨臼骨折を伴う．
　C 大腿骨頸部骨折を伴う．

図2 大腿骨頭骨折の分類（Chironの分類）

❶Pipkin分類により治療法を選択する
❷Pipkin分類type Ⅰは骨頭摘出，type Ⅱは骨接合を基本とする．

手術手技

Trochanteric flip osteotomy[5]は，中・小殿筋と外側広筋を大転子骨片につけたままで行うため，整復後の大転子骨片の転位や癒合不全が起こりにくい点が特に優れている。

1 皮切・展開

体位は側臥位とする。皮切は後方進入となるものの，前方への展開が必要となるため，著者らは一般的なKocher-Langenbeckアプローチを使用するよりも前方への展開も容易な，Gibsonアプローチまたは直線状となるmodified Gibsonアプローチを使用している 図3 。

Gibsonアプローチでは，皮切は大腿骨上では軸に平行で，近位では大転子から後方にややカーブさせる。すなわち，上後腸骨棘の約6〜8cm前方へ向かうようにする 図3 。

皮切の後，筋膜を切開して大殿筋を後方によける。以後はKocher-Langenbeckアプローチと同様であるが，皮切がこれよりやや前方になるため，後方への展開を十分に行うためには，近位側の皮切を腸骨翼まで数cmのレベルまで延ばす必要がある。短外旋筋群をその停止部から1.5cm以上内側で切離する。

次の骨切りの下準備として，小殿筋の後縁を同定し，直視できる範囲で関節包から分離しておく。高齢者ではこの小殿筋が萎縮していて同定が難しいことがある。

> **コツ&注意 NEXUS view**
> 合併する寛骨臼骨折を整復・内固定する必要があるため，Kocher-Langenbeckアプローチと寛骨臼骨折の内固定について十分な知識と経験があることが必須である。

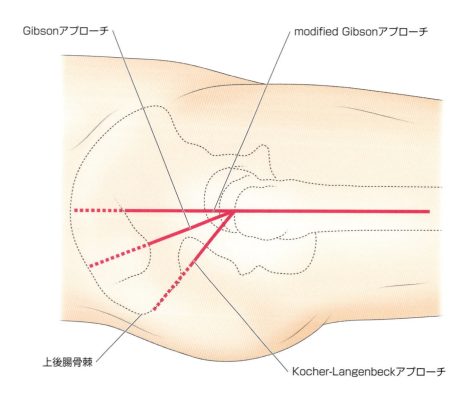

図3 皮切

大腿骨上では軸に平行で，近位では大転子から後方にややカーブさせ，上後腸骨棘の約6〜8cm前方へ向かう（Gibsonアプローチ）。

2 大転子骨片の骨切り・前方翻転

　まず外側広筋の後縁を同定し，これを大腿骨に沿って切開して浮き上がることができるようにしておく。小殿筋と中殿筋を筋鉤で手前に引き，さらに外側広筋も同様に引いた状態で大転子の骨切りレベルをマーキングする 図4 。日本人では，これで骨切りされる大転子はおよそ1cm程度の厚みになる。

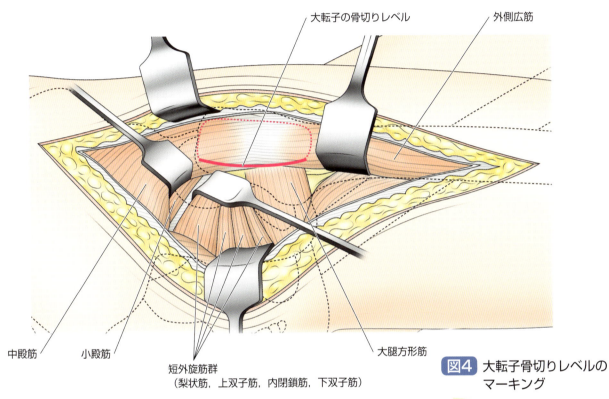

図4 大転子骨切りレベルのマーキング

小殿筋，中殿筋，外側広筋を筋鉤で手前に引いて骨切りレベルを確認する。

後の再整復・内固定を容易にするため，大転子から頚部に向けて2本ドリリングしてスクリュー孔を作製し，刺入長を計測しておいたうえで，ボーンソーで骨切りを行う．続いて小殿筋を関節包から剥離，大腿を外旋しつつ前方へ大転子骨片を翻転させていく 図5．前述したが，この小殿筋は高齢者では萎縮しており，関節包からの剥離が難しいことがある．

> **コツ&注意 NEXUS view**
>
> あらかじめ近位では小殿筋と中殿筋，遠位では外側広筋を挙上することで，大転子の骨切りレベルの設定が容易になる．

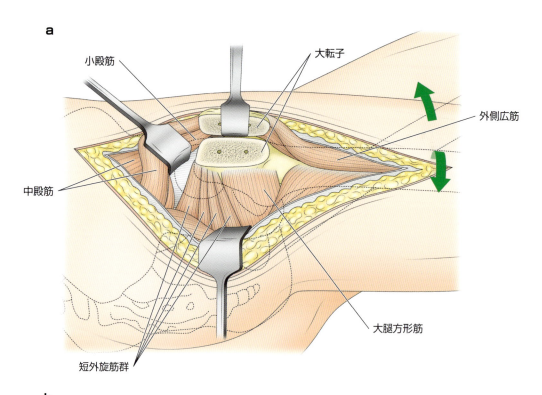

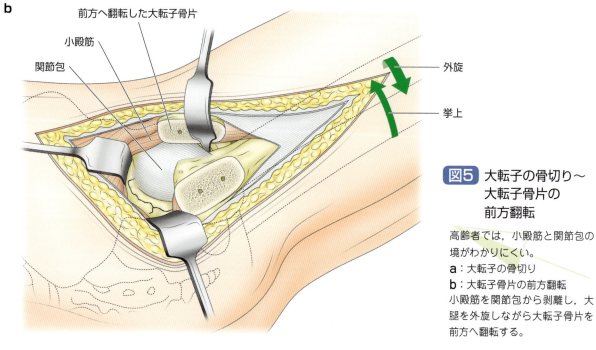

図5 大転子の骨切り〜大転子骨片の前方翻転

高齢者では，小殿筋と関節包の境がわかりにくい．
a：大転子の骨切り
b：大転子骨片の前方翻転
小殿筋を関節包から剥離し，大腿を外旋しながら大転子骨片を前方へ翻転する．

3 関節包の切離

関節包は，頭側では寛骨臼側，左股関節で10時，右股関節で2時程度のレベルから大腿側へ進み，前面では外側大腿回旋動脈の上行枝を避けるようにするため，大腿骨から少し遠ざかるように切開する 図6 。後壁骨片が関節包切離線に及んでいる場合には，その一部を切開する 図7 。

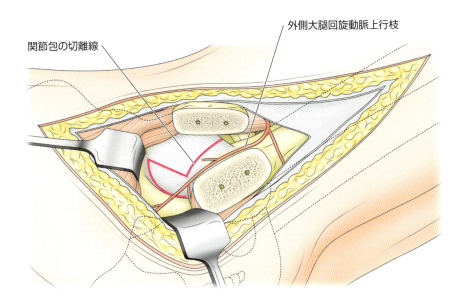

図6 関節包の切離

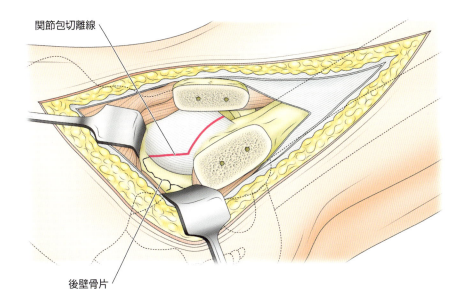

図7 後壁骨片が関節包切離線に及んでいる場合

関節包切開線の一部を使用する。

4 前方脱臼 図8

股関節を屈曲，内転して大腿骨頭を前方脱臼させる。

> **コツ&注意 NEXUS view**
> 術中の医原性大腿骨頚部骨折を避けるため脱臼操作は愛護的に行う。
> 脱臼操作の際，患側足部が手術台から下へはみ出すので，2つ折りにした敷布を用いて清潔を保つように気をつける。

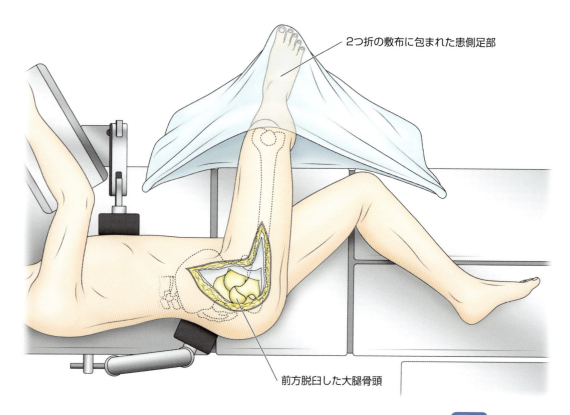

2つ折の敷布に包まれた患側足部

前方脱臼した大腿骨頭

図8 大腿骨頭の前方脱臼

股関節を屈曲，内転させて骨頭を前方へ脱臼させる。

5 関節内骨片の摘出と骨頭の整復・内固定

脱臼させた大腿骨頸部に鉤をかけて尾側に牽引すると寛骨臼内を観察でき 図9 ，関節内骨片の摘出が可能となる．骨頭骨片はほとんどの症例で前内側に存在するため，前方脱臼させた状態での整復は容易である．しかし，骨頭骨片の辺縁が粉砕していることがしばしばあるため，きれいな真円状に解剖学的整復ができないこともある．骨片を整復位とした状態でK-wireで仮固定した後 図10 ，一般的なスモールスクリューをカウンターシンクして挿入したり，headless screwや，生体吸収性のピンやスクリューで内固定する．

> **コツ&注意 NEXUS view**
> 吸収性のスクリューを使用する場合，ドライバーがスクリューヘッドを包み込むような構造をしているため，カウンターシンクが難しい．その場合は，著者らはワンサイズ大きめのカウンターシンクを使用している．

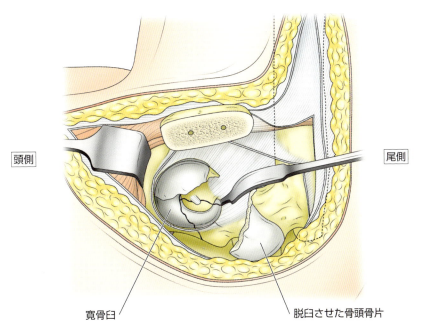

図9 寛骨臼内の観察と関節内骨片の摘出

脱臼させた大腿骨頸部に鉤をかけて尾側に牽引することで寛骨臼内が観察できる．

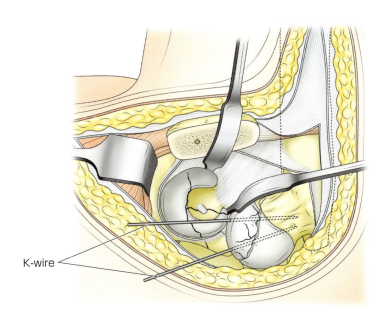

図10 骨頭骨片の整復，仮固定

6 股関節の徒手整復と大転子骨片の整復

　骨頭の修復後，患肢を牽引，内旋させて股関節を整復し，後壁骨片を整復・内固定する。

　続いて大転子骨片の整復を行うが，この際，骨切り前にあけておいた2つのスクリュー孔にK-wireを挿入すると整復が容易になる 図11 。

　骨鉗子で把持した後，それぞれのスクリュー孔をタッピングし，あらかじめ計測しておいた長さのスクリューにワッシャーをつけて挿入する 図12 。

> **コツ&注意 NEXUS view**
> K-wireを整復の手助けとする手技はしばしばTHAの手術で使用されている。

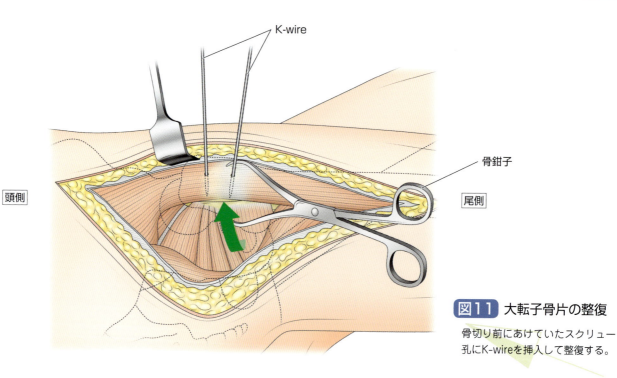

図11 大転子骨片の整復
骨切り前にあけていたスクリュー孔にK-wireを挿入して整復する。

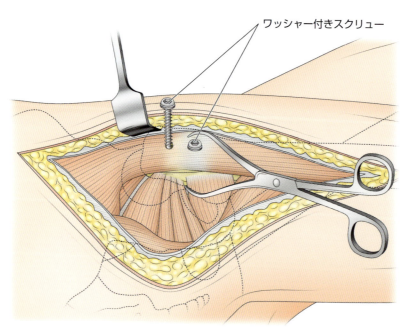

図12 ワッシャー付きスクリューによる固定

7 閉創

洗浄の後，関節包の縫合，短外旋筋群の可及的修復を行い，吸引ドレーンを挿入して，層ごとに縫合する．

8 後療法

術後速やかに可動域訓練，股関節周囲筋の等尺性訓練，患肢無荷重での歩行訓練を開始する．後壁骨折を伴っている際には，術後6週から部分荷重歩行を開始し，骨癒合状態と疼痛の状態をみながら徐々に荷重量を増加させる．

文献

1) Court-Brown CM, Heckman JD, et al. Rockwood and Green's Fractures in Adults. Wolters Kluwer；2015. p.1983-2030.
2) Pipkin G. Treatment for grade IV fracture-dislocation of the hip. J Bone Joint Surg Am 1957；39-A：1027-42.
3) Chiron P, Lafontan V, et al. Fracture-dislocations of the femoral head. Orthopaedics & Traumatology 2013；99S：S53-S66.
4) Giannoudis PV, Kontakis G, et al. Management, complications and clinical results of femoral head fractures. Injury 2009；40：1245-51.
5) Siebenrock KA, Gautier E, et al. Trochanteric flip osteotomy for cranial extension and muscle protection in acetabular fracture fixation using a Kocker-Langenbeck approach. J Orthop Trauma 1998；12：387-91.

骨盤側 III

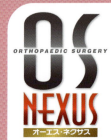

Ⅲ. 骨盤側
骨盤輪骨折に対する創外固定術

獨協医科大学越谷病院救命救急センター／整形外科　杉本　一郎

Introduction

術前情報

●適応

骨折型としては部分不安定型（AO/ASIF　B type）もしくは完全不安定型骨盤輪骨折（C type）が適応となるが，C typeでは創外固定のみでは十分な固定性が得られず，危機を乗り越えた後に内固定へ変更する必要がある。

●目的

2つに大別される。
① 出血性ショックから離脱するための緊急固定。体位変換や移動や転院などを可能とするために用いる（temporary external fixation）。
② 骨癒合するまで骨折部を固定し，根治まで導くための固定法（definitive external fixation）としての創外固定。あらかじめ，ある程度整復を行い保持しておくことにより，後の根治的内固定術を容易にする。そのため早期の整復と保持のために使用する。

手術進行

1. 創外固定のルート検討・決定
2. 必要最小限の皮切・展開
3. ハーフピンの設置
4. 骨折の整復と確認
5. 創外固定器の設置・締結・固定
6. 固定性の確認
   固定性不足であれば別ルートの追加
7. 創外固定器の管理

> **コツ&注意　NEXUS view**
>
> **早期整復のススメ**
> 血腫形成により翌日には整復が困難となる症例もある。また，骨盤は長管骨に比べ周囲組織との癒着が早く，2週を超えると内固定時の整復に難渋する。なるべく整復を行い，保持しておくことは有効である。

●禁忌

感染の危険性が高い場合や創外固定がその後の固定術への障害となるような場合は禁忌である。

安定型骨盤輪骨折（A type）にも創外固定は不要である。

寛骨骨折（股関節内骨折）もその後の治療の妨げとなるため適応はない。

●麻酔

危機的な出血性ショックに対しては挿管呼吸管理のうえで手術を行う必要があり，全身麻酔が基本である。エピネフリン混入の局所麻酔の併用も有用である。

●手術体位

仰臥位にて行う。透視を併用する場合には斜位像など透視の妨げとならない手術台を選択する。

❶ 合併損傷や全身状態など，創外固定よりも優先すべき治療がないか確認する。
❷ 開腹手術や血管造影・塞栓術を行う可能性があるか。他の部位の検査治療の障害とならないように。
❸ 創外固定が有用な症例かどうかを見極める。見た目が派手でも寛骨骨折には適応がない。
❹ 内固定への変更を想定する場合，次回手術の術野を汚染しないようにピンを設置する。
❺ 整復法を想定したうえで開始する。

手術手技

1 創外固定のルート検討・決定

骨盤骨折に対する創外固定法は，前方固定法と後方固定法に大別される。

後方創外固定法

後方創外固定法とは，骨盤輪の仙腸関節や仙骨などの後方要素を横方向からの圧迫により固定する方法である。純粋に蘇生のためのダメージコントロール固定であり，長期間使用するものではない 図1a 。現在，国内では市販されていないため詳述は省く。

現在国内でも普及しているシーツラッピングや骨盤バインダー（ガードル）図1b は本来，病院前救護に用いられるものであるが，病院に搬入された後も有用である。まず骨盤バインダーやシーツラッピングにより皮膚の上から包み込む形で固定しておき，損傷の評価と治療方針の決定を行った後に創外固定を行うことも有効である。

前方創外固定法

骨盤骨折に対する前方創外固定の手順は，大きく2段階に分けられる。第1段階はハーフピンの設置であり，第2段階は骨折の整復操作と整復位保持のための創外固定フレームによるハーフピンの締結である。

> **コツ&注意　NEXUS view**
> **時短に努めよ**
> 前方創外固定法の第二段階では，ハーフピン挿入部のみを清潔にドレッシングしておけば不潔操作でも問題はない。無駄な清潔操作に固執せず，時間短縮を図るようにする。

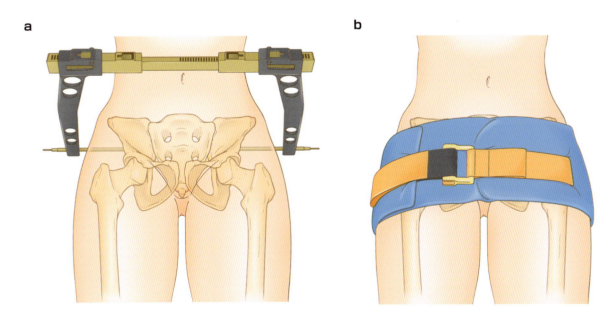

図1　骨盤骨折に対する創外固定の後方固定法

a：Cクランプ
骨盤輪後方の仙骨・仙腸関節に直接側方からの力を加えることが可能である。
一方で，ピンサイトが汚染されやすく，後に内固定術を行う際に支障となることもある。
b：骨盤バインダー（ガードル）
体表上から包み込むことで骨折を固定する。簡便で有用であるが，長期間の使用はできない。

2 必要最小限の皮切・展開

必要があればピンの挿入点と方向を透視下に確認する。

ハーフピンの挿入位置を確認して皮切を加える。皮切の長さはガイドスリーブの入る大きさであれば十分であり，通常1〜2cm程度で，創外固定法であるため広範な展開は行わず，必要最小限の皮切とする。

致命的な合併症を起こしうる腹部臓器や大血管，神経を損傷しないよう解剖学的知識と注意が必要である。特に外側大腿皮神経の走行・分枝には個人差が大きいので注意が必要である 図2。しかし，ハーフピン挿入時に神経を展開・同定することはできない。そのため，ハーフピン挿入操作中は，常にドリルスリーブを骨表面に密着させた状態を維持し，神経を傷害しないようにすることがきわめて重要である[1]。

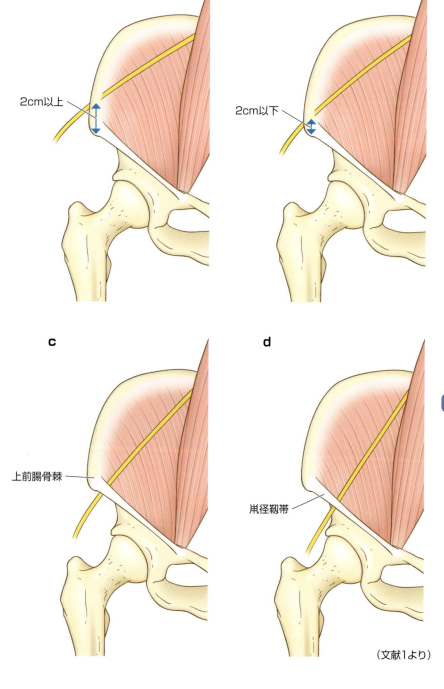

図2 外側大腿皮神経走行のバリエーション

ハーフピン挿入時にドリルスリーブを用いて傷害しないようにすることがきわめて重要である。
High route法ではaとb，subcristal法ではbとc，low route法ではdのタイプにおいて神経を損傷させる可能性が高いことに注意する。

a：上前腸骨棘から2cm以上背側で，腸骨稜の上を横切る。
b：上前腸骨棘より2cm以内で，腸骨稜の上を横切る。
c：上前腸骨棘の直下を走行する。
d：鼡径靱帯の下を走行する。

（文献1より）

3 ハーフピンの設置

骨盤創外固定法は，ハーフピンの設置位置により分けられる．ここでは，以下の3種類の前方固定法を解説する．

- 腸骨稜挿入法 "high route" 法（図3 参照）
- 上前腸骨棘挿入法 "subcristal" 法（図5 参照）
- 下前腸骨棘下挿入法 "low route" 法（図6 参照）

腸骨稜挿入法 "high route法"

骨盤骨折を外固定により治療する試みは長い歴史があり，1970〜1980年代にかけて確立されてきた本法は，最も歴史がある．腸骨稜から腸骨内にピンを挿入する腸骨稜挿入法で，高位に設置するため "high route" ともよばれている[2,3]．

上前腸骨棘（anterior superior iliac spine；ASIS）から背側に向かい腸骨稜をたどると腸骨稜の幅が広くなり，腸骨結節（tuberculum of iliac crest；TI）を触知することができる．この2点を指標として挿入点を決めていく．

High route法におけるハーフピンの挿入点は，上前腸骨棘の2横指程度（約2〜3cm）背側から腸骨結節の背側までの間とする 図3．約2〜3cm程度背側（後方）に最前方のハーフピンを，腸骨結節の後方（背側）端に最後方のハーフピンを挿入することになる 図3．透視を使わずに施行可能である．

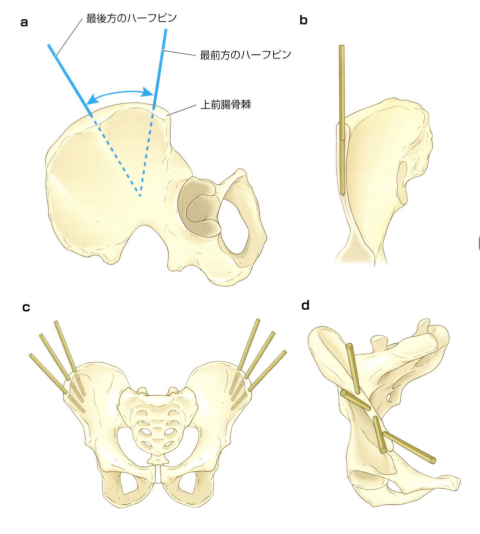

図3 腸骨稜挿入法 "high route" 法

最も歴史のある方法である．
a：前方の挿入点は上前腸骨棘より背側に約2.5cmの部位から，腸骨結節までの間に置くようにする．
b：寛骨臼上部の厚い部分を狙う．
c：ピン先が臼蓋上部に集中するイメージで挿入する．
d：腸骨稜のハーフピンは腸骨の形態上，一平面（一直線上）に並べることは不可能であり，各ハーフピンがスムーズに髄内を進む方向に挿入することに専念する．

> **トラブル NEXUS view**
>
> **ハーフピン挿入の危険部位！**
> 上前腸骨棘は前方に突出した形状をしているため，ハーフピンを挿入できない 図4-①。
> 腸骨結節より背側の腸骨翼はきわめて薄く，ハーフピンは通過できない 図4-②。

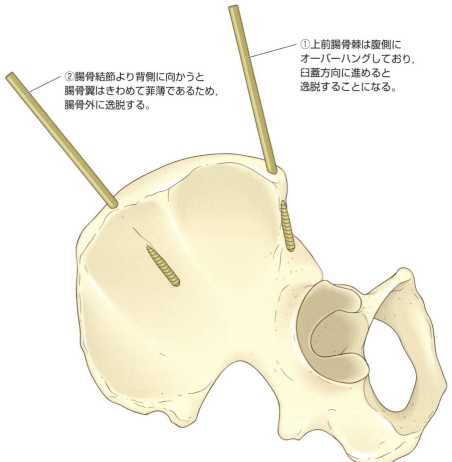

②腸骨結節より背側に向かうと腸骨翼はきわめて菲薄であるため，腸骨外に逸脱する。

①上前腸骨棘は腹側にオーバーハングしており，臼蓋方向に進めると逸脱することになる。

図4 ピンの逸脱を起こす危険な手技

骨盤の側面を描いた図譜は立体の形で描かれていることが多いが，実際には仰臥位で寝ていることに留意してハーフピンの方向に注意する。

上前腸骨棘挿入法 "subcristal" 法

上前腸骨棘から腸骨稜に沿った方向での挿入法は "subcristal" 法とよばれる。透視装置を必要としない大きな利点がある[4]。

上前腸骨棘から挿入し，腸骨稜に平行にハーフピンを進めていく 図5 。腸骨稜は十分な厚みがあるので，50mm以上のねじ山（スレッド）を留置することが可能である。直接腸骨稜を触知しながら行うことができるため，挿入方向をイメージしやすい。

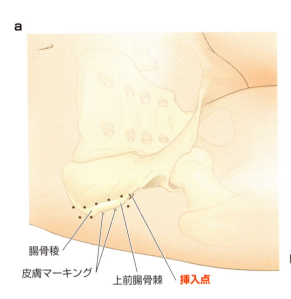
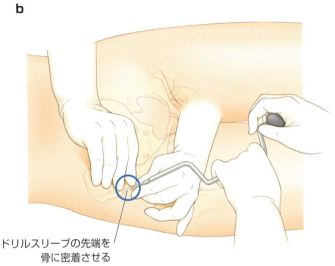
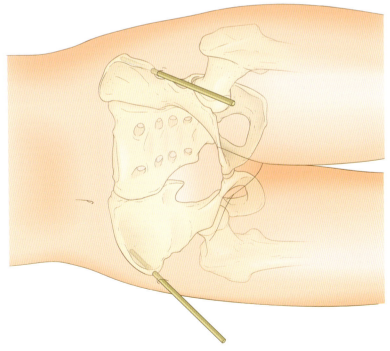

図5 上前腸骨棘挿入法 "subcristal" 法

a：挿入点
上前腸骨棘中心よりやや内側から挿入する。
b：ドリルスリーブの設置
神経や周囲組織の巻き込みが起こらないようにドリルスリーブの先端が骨表面に密着するように保持することが重要である。
c：ハーフピンの挿入
皮下に腸骨稜を触知しながら，上前腸骨棘から腸骨稜と平行に挿入する。左右のハーフピンは平行に設置する。

下前腸骨棘下挿入法 "low route" 法

臼蓋上部の下前腸骨棘（anterior inferior iliac spine；AIIS）下から弓状線の方向に挿入する方法は，臼蓋上部ともよばれるが，腸骨稜設置の "high route" に対して "low route" とよばれる 図6a 。透視下に行えば安定した水平方向の安定性を獲得できる方法である。

下前腸骨棘下の挿入法は透視下に行うべき方法である。挿入点は上前腸骨棘より3〜4cm尾側かつ2cm内側のあたりで，縫工筋内側縁をかすめるような方向になる 図6b 。

誤って股関節内や関節包へ挿入しないように操作には注意が必要である。

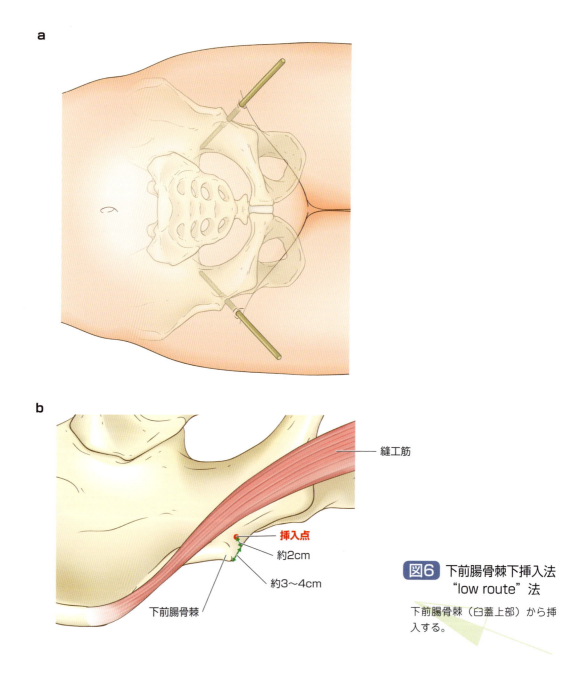

図6 下前腸骨棘下挿入法 "low route" 法

下前腸骨棘（臼蓋上部）から挿入する。

骨盤輪骨折に対する創外固定術

> **コツ&注意　NEXUS view**
>
> "Teepee"とよばれる画像を透視下に確認しながら行う 図7，図8 [5, 6]。
> 大きく管球を傾ける必要があり，良好な画像を得られることを必ず手術台の上で確認しておくことが大切である 図9。

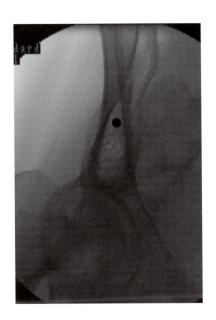

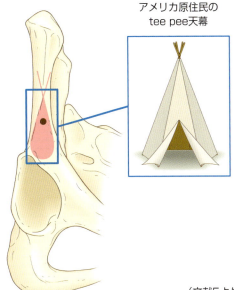

図7 透視上の目印になるteepee像

外尾側からの透視により描出する。骨折による変形もあるため角度は症例により異なるが，teepee本体にあたる部分は三角形の透視像になる。関節包内への誤挿入を防止するためにteepeeの中でも頭側に挿入する（●）。
（文献5より）

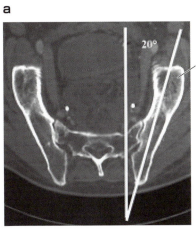

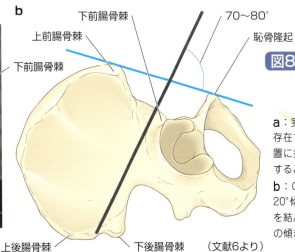

図8 Teepeeから挿入するハーフピンの方向

a：実際には骨折による変形が存在するため，透視で正しい位置に挿入されていることを確認することが重要である。
b：Gänsslenによると外側に20°傾き，上前腸骨棘と恥骨隆起を結んだ面に対しては70〜80°の傾きをもつとされている。

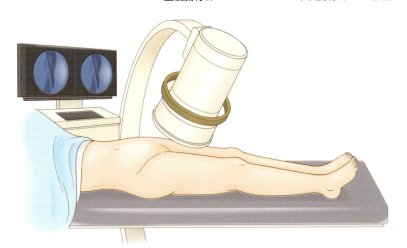

図9 手術台の（挿入のための透視）セッティング

手術台を延長して外側斜位像を撮影できるような工夫が必要である。

4 骨折の整復と確認

　骨盤骨折の整復は創外固定をいったん組み上げた後に各コネクターを緩め，整復操作を行い，その状態でコネクターを固定する。

　整復法は骨折型により異なるが，後方要素（仙骨・仙腸関節）に対して水平方向への左右からの圧迫による整復と，垂直方向の転位の修正による整復がある。特に垂直方向の転位は時間が経過すると筋内血腫の形成や凝固により整復が困難となるので，なるべく早期に行う。必要があれば下肢牽引を併用する。

　この一連の操作には通常マンパワーが必要であるが，シーツラッピングや骨盤バインダー（サムスリング・T Podなど）を併用して整復位を保持しつつ行うことで，少人数でも可能となる。

5 創外固定器の設置・締結・固定

　かつて，さまざまな形の骨盤創外固定器が考案されてきた 図10 。現在，一般に販売されている創外固定器はtemporallyな創外固定器として必要な強度を備えている。

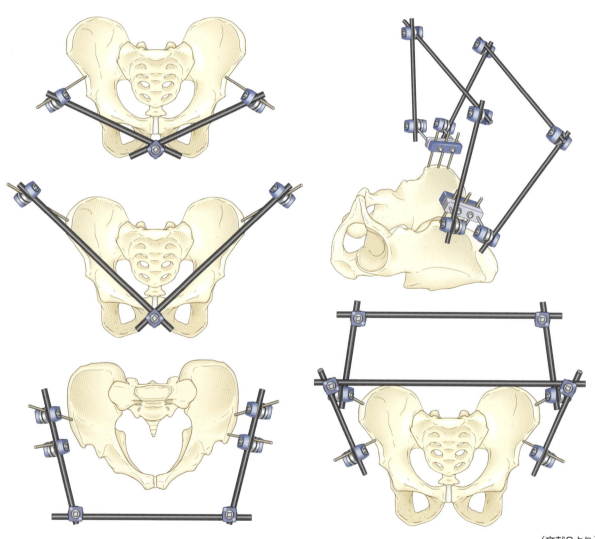

（文献2より）

図10 創外固定フレームの形態

さまざまな創外固定フレームが使われているが，ピンはしょせん海綿骨スクリューであり，骨-ピン間の固定強度が低い，ハーフピン長が長いためピンのたわみが発生しやすいこともあり，高剛性なフレームを組んでも骨折の固定性については限界がある。そのため症例の状況に合わせて選択する。

コツ&注意 NEXUS view

より強固な固定力を得るには

骨盤創外固定法において設置されたハーフピンはmono-corticalな海綿骨スクリューであるため固定強度が低い。そのため，骨折の不安定性が強い場合やdefinitive fixationとしてより強固な固定力を得たい場合には，フレームの剛性や強度を高めるよりは，ハーフピンの本数と方向を増やすことのほうが現実的である。可能であればhigh route法とsubcristal法のどちらかと，low route法の併用を行う 図11a 。

 In-plain（腸骨翼においては垂直方向・対軸方向）において高強度が期待されるが，out-plain（腸骨翼においては水平方向）においてはさほど強度が上がらないことに留意する必要がある[7]。

 加えて恥骨にもハーフピンを追加して環状に創外固定フレームで構成すると後方要素の固定力が上がるとする報告もある[8] 図11b 。しかし，広範囲に多数のピンを設置してしまうと，後に内固定への変更を計画する場合に支障となることがあるため，検討が必要である。

トラブル NEXUS view

選択肢に「とりあえず創外固定」はない！

不安定型骨盤輪骨折に対して創外固定を行う時点で，内固定法へのconversionの可否やその時期・進入法・固定法・体位などを想定したうえで行う必要がある。「とりあえず創外固定」という選択肢はない。

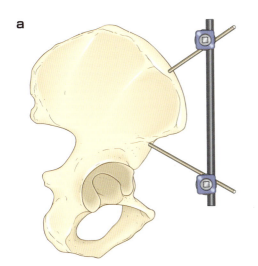
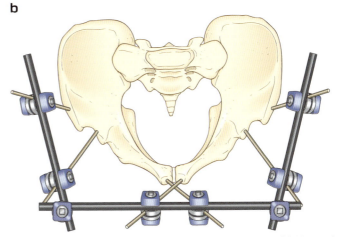

（文献8より）

図11 複数の固定法の組み合わせ

複数の固定法を組み合わせることにより，強度を上げることができるとされており，骨盤の不安定性が強くかつ内固定への変更が困難な場合には有効である。
a：high route法かsubcristal法のどちらかと，low route法を併用する。
b：恥骨にハーフピンを追加して環状に創外固定フレームを構成する。

創外固定フレームはなるべくシンプルで，介在するクランプ数が少なくなるようにするべきである．高エネルギー外傷であることの多い骨盤輪骨折においては，止血のための血管内塞栓術（transcatheter arterial embolization；TAE）や腹部や骨盤腔内に対する手術などが創外固定設置後に必要となる場合もある．特に多発外傷に対して受傷直後に装着する創外固定器は，必要に応じて術野を確保できるように動かすことが可能な，並行した2組のフレームをもつtrapezoid型のフレームが有用なこともある（図12）．

　開腹手術前の症例のような処置を要する症例は，当面床上安静となるため，荷重可能な強度・剛性を必要としない．合併症予防のために，体位変換やギャッジアップなどが可能となることを当面の目的とし，後に活動性が上がってくればフレームを組み替えることや内固定へのconversionとすることで，状況に合わせた固定強度を得るようにすればよい．

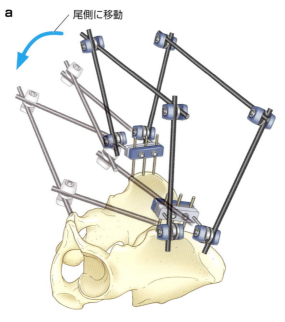

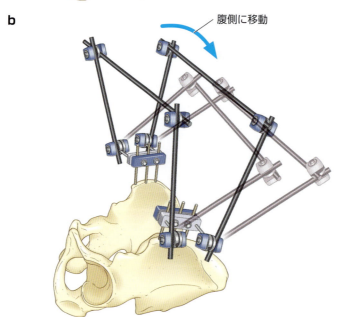

図12 腸骨稜挿入法（high route）trapezoid型-ダブルフレーム

フレームを移動させるときには，2組みのフレームのうち一方を移動させて，締結し終わってから残りを移動させるようにすれば，固定性を確保したまま行うことができる．
a：開腹処置を要する場合
尾側にフレームを移動することができる．
b：血管内塞栓術（TAE）を行う場合
腹側にフレームを移動することができる．

6 固定性の確認－固定性不足であれば別ルートの追加

創外固定が終了したら，透視下に外力を加えて骨折部の動きがないことを確認する。もし不安定であれば別ルートの追加を考える（コツ&注意 NEXUS view p.123参照）。

クランプの弛みなどには注意し，経験上，翌日には一度すべてのクランプの締結状態を確認するべきである。その後も定期的な増し締めを行う必要がある。

7 創外固定器の管理

ピン挿入部の管理は，挿入した直後は滲出や出血もあり清潔に保つように連日の処置が必要であるが，滲出量が低下してきた後は消毒薬を使わずに，清水や生理食塩水による洗浄やシャワーによる自己管理に移行していく。ピン挿入部の感染は，体表内部にハーフピンが出入りすることが大きな原因であるため，脂肪が厚く皮膚とピンの可動性が高い場合は，ガーゼやスポンジなどで皮膚を圧迫して動きを抑制するようにする。

Definitiveな創外固定においては，ピンサイトの自己管理は特に重要であり，患者の治療やリハビリテーションに対する姿勢もよい方向に変化させる一助となる。

消毒薬使用の是非については議論があり，結論は出ていないが，痂皮などを除去して清潔に保つことが目的であるので，症例に応じて使い分ければよいと考えている[9]。

文献

1) Murata Y. The anatomy of the lateral femoral cutaneous nerve, with special reference to the harvesting of iliac bone graft. J Bone Joint Surg Am 2000；82.5：746-7.
2) Marvin T. Fractures of the Pelvis and Acetabulum.Lippincott Williams & Wilkins; 3rd ed.（May 5, 2003）ISBN-13: 978-0781732130　ISBN-10: 0781732131　3rd ed.
3) 竹内直英. 骨折治療に対する創外固定　骨盤骨折に対する創外固定.ここまで使える創外固定　低侵襲固定の最前線 OS　NOW　Instruction 17. 東京：メジカルビュー社；2011. p.51-63.
4) Solomon LB, Pohl AP, Sukthankar A,et al. The subcristal pelvic external fixator: technique, results, and rationale. J Orthop Trauma 2009；23（5）：365-9.
5) Starr, Adam J.Percutaneous screw fixation of fractures of the iliac wing and fracture-dislocations of the sacro-iliac joint（OTA Types 61-B2.2 and 61-B2.3, or Young-Burgess "lateral compression type II" pelvic fractures）. J Orthop Trauma 2002；16（Issue: 2）：116-23.
6) Gänsslen A. A simple supraacetabular external fixation for pelvic ring fractures.Oper Orthop Traumatol 2005；Sep 17（3）：296-312.
7) Archdeacon MT, Arebi S, Le TT, et al. Orthogonal pin construct versus parallel uniplanar pin constructs for pelvic external fixation: a biomechanical assessment of stiffness and strength. J Orthop Trauma 2009；23（2）：100-5.
8) Ponsen KJ, Joosse P, van Dijke GAH et al. External fixation of the pelvic ring. An experimental study on the role of pin diameter, pin position, and parasymphyseal fixator pins. Acta Orthopaedica 2007；78（5）：648-53.
9) Lethaby A, Temple J, Santy J.（2008）. Pin site care for preventing infections associated with external bone fixators and pins. Cochrane Database of Systematic Reviews,（4）.

Reference Review

1. 骨盤バインダーとの比較

　創外固定より，限られた時間のなかで早期に装着可能な骨盤バインダーが有効であるとする報告もある。

Ref.1：Croce MA.Emergent pelvic fixation in patients with exsanguinating pelvic fractures. J Am Coll Surg 2007.
Review：ERにおいて骨盤バインダーを行った群と手術室で創外固定を行った群では，骨盤バインダーを行った群のほうが輸血量は少なかった。死亡率に有意差はない。
著者のコメント：迅速に行えなければ，出血のコントロール手段としての創外固定の意義は低くなる。

Ref.2：Jowett.Pressure characteristics of pelvic binders.Injury 2007.
Review：長時間〈24〜48時間〉の骨盤バインダー装着は皮膚の損傷を引き起こす。

Ref.3：Knops.Randomised clinical trial comparing pressure characteristics of pelvic circumferential compression devices in healthy volunteers.Injury 2011.
Review：循環の安定が得られたら，骨盤バインダーから離脱するべきである。
著者のコメント：創外固定もしくは内固定へのconversionが必要になる。

2. ハーフピン挿入法による固定力の比較

Ref.1：Noordeen,et al.Injury 1993.
Review：cadaverを用いて腸骨稜挿入と下前腸骨棘挿入を水平外力を加えて比較した。有意差はなかったが，下前腸骨棘挿入のほうが固定力は強い傾向にあった。

Ref.2：Kim,et al.CORR 1997.
Review：cadaverを用いて腸骨稜挿入と下前腸骨棘挿入を垂直外力を加えて比較した。下前腸骨棘挿入の方が有意に仙腸関節の動きが少なかった。
著者のコメント：固定力のみがピン挿入位置を決める基準ではない！要注意。

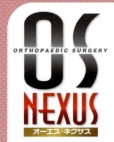

III. 骨盤側
骨盤輪骨折に対する内固定術：スクリュー固定法

帝京大学医学部附属病院外傷センター　鈴木　卓

Introduction

術前情報

●適応と禁忌

適応は骨盤輪に水平方向の不安定性がある骨折型で，垂直方向への不安定性はないか軽度と考えられるものである．具体的な骨折型では，転位の少ない仙骨骨折，仙腸関節脱臼骨折，仙腸関節前方離開などが適応となる．早期のリハビリテーションや疼痛コントロール目的で低侵襲に内固定したい症例にも有用である．転位が大きいものは観血的整復を行うことを前提とするため，スクリュー固定法にこだわらずプレート固定や脊椎インプラントなどを適宜使用する．

●麻酔

通常は全身麻酔下に行う．正面像や斜位像などの透視を頻用するため，手術台は端にレールなどの非透過性の金属がない，フルカーボン製のものを選ぶ．

●手術体位

仰臥位が基本体位となる．仙腸関節脱臼骨折で腸骨に後方からスクリューを挿入する場合は，腹臥位で行うことがある．

恥骨スクリューを挿入する場合は，直前に手術用クリッパーで挿入部の恥毛を処置しておく．

Ilio-sacral screwを挿入する場合は，殿部を枕などで5cm程度は水平挙上しておく必要がある．

手術進行

1. 術前計画と不潔野での透視確認
2. 仙骨スクリューの挿入
   (ilio-sacral screw, trans-sacral screw)
3. 腸骨スクリューの挿入
   (LC-2 screw)
4. 恥骨スクリューの挿入
   (anterior column screw)
5. 透視での再確認と閉創
6. 後療法

❶術前にCTで計測を行い，径6.5mmのキャニュレイテッド・スクリューが設置可能か確認しておく．
❷腸管ガスや造影剤の遺残の影響により，骨盤後方部が透視で確認しにくい症例があるため，消毒前に目的とする透視方向が得られるか確認する．
❸経皮的または小切開でガイドワイヤーを骨内に挿入し，複数の透視方向で適切な位置に入っていることを確認した後にスクリューを挿入する．

手術手技

1 術前計画と不潔野での透視確認

　骨盤の形態は個人差が大きく，径6.5mmの経皮的スクリュー固定が安全に行えるかどうかの判断には術前CTでの計測が必要である。特に，腰椎・仙椎移行部は30％程度の患者で形態異常があり，仙骨のS1にスクリュー挿入のための十分なスペースがないことがある。また，仙骨を貫通するtrans-sacral screwを挿入する場合はさらに広い安全域が必要となる 図1 。また，恥骨のスクリューは寛骨臼前壁付近を通るが，この部位は特に女性で狭いことがあり，術前の計測が必須である 図2 。

　骨盤のスクリュー固定では100mm以上の長さが必要となることが多い。国内で使用可能なインプラントは，メイラ社のCannulated Screw（150mmまで）やストライカー社のASNIS Ⅲ（120mmまで），デピューシンセス社のキャニュレイテッド・スクリューTAV（径6.5mm・7.3mmとも130mmまで）などである。

　手術室ではまず側面像およびinlet viewとoutlet view（仙骨スクリュー挿入時），iliac viewとinlet-obturator oblique view（腸骨スクリュー挿入時），teepee view，またはinlet viewとoutlet-obturator oblique view（恥骨スクリュー挿入時）など，必要とする像が観察できることを確認する。

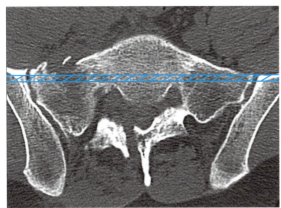
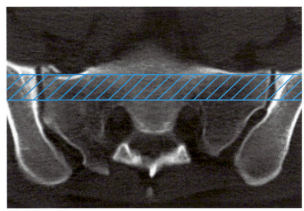

図1 経皮的スクリュー使用の安全性をみる：術前CT横断像（仙骨部）

a：全体的に形態異常があり，安全域が狭い例
b：安全域が広い例
安全域を青斜線で示す。

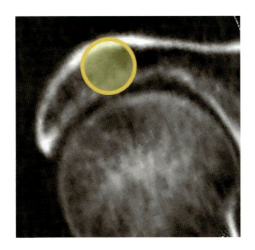

図2 恥骨スクリュー使用の安全性をみる：術前CT矢状断像（股関節部）

10mm程度の正円を描くスペースがないと恥骨スクリューの設置は困難である。

2 仙骨スクリューの挿入（ilio-sacral screw, trans-sacral screw）

仙骨骨折や仙腸関節離開に対してしばしば用いられるのが，ilio-sacral screwとよばれる腸骨外板側から仙骨内にスクリューを挿入する方法である．仙骨を貫通して反対側の仙腸関節まで抜けるスクリューはtrans-sacral screwともよばれ，固定性が比較的良好である．S1にはilio-sacral screwとtrans-sacral screwが，S2にはtrans-sacral screwが適応となる．

仰臥位で上前腸骨棘より下ろした垂線より頭側，大転子頂部より水平に伸ばした線より背側の殿部がおおよその皮切部位となる 図3 。

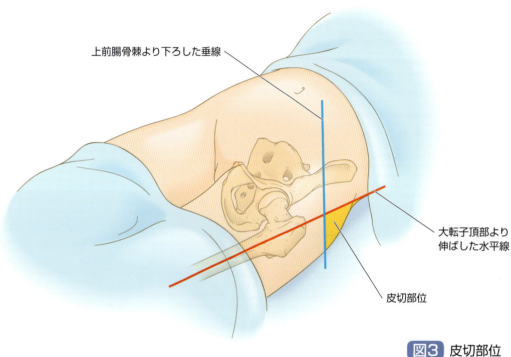

図3 皮切部位

上前腸骨棘より下ろした垂線より頭側，大転子頂部より水平に伸ばした線より背側の殿部がおよその位置になる．

まず側面像でiliac-cortical density（ICD）とよばれる線状影と脊柱管の位置，S1とS2椎体の境界を確認し，理想的な位置にガイドワイヤー先端を接触させておくと間違いが少ない 図4 。その後にinlet viewとoutlet viewを交互に確認しながらガイドワイヤーを進めていく 図5 。

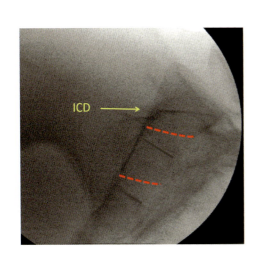
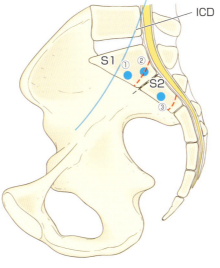

図4 ガイドワイヤー先端の位置決め：仙骨側面透視像

理想的な設置位置はilio-cortical density（ICD）より尾側で，脊柱管より前方である。想定される神経孔の通過経路（赤点線）の頭側をガイドワイヤーが通るように挿入点（青丸）を決定する。
①S1へのtrans-sacral screw
②S1へのilio-sacral screw
③S2へのtrans-sacral screw

a
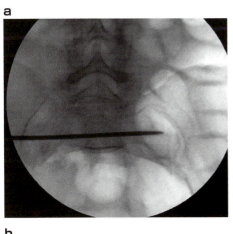
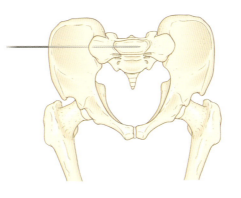

b
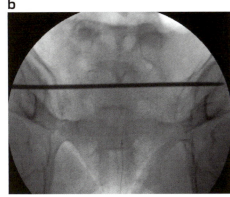
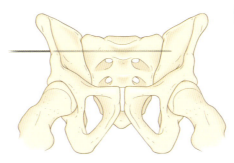

図5 ガイドワイヤーの挿入法

inlet viewとoutlet viewを交互に確認しながら進めていく。画像では形態異常があり，S1に十分なスペースがないので，S2にtrans-sacral screwを挿入している。
a：inlet view
b：outlet view

> **コツ&注意　NEXUS view**
>
> 特にinlet viewは，仙骨前面への突出や脊柱管内への迷入を判断するために重要であり，個々の患者の正確なinlet view角度を透視で計測しておくとよい 図6。
> outlet viewは，神経孔内にガイドワイヤーが入っていないことを確認するのに用いる。

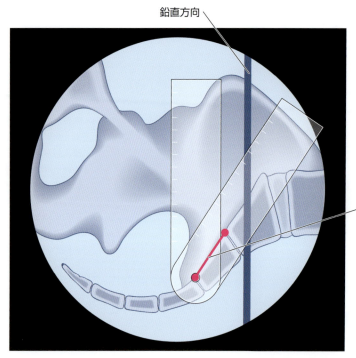

図6　inlet view角度の計測法

鉛直方向にコッヘルなどを吊るし，S1とS2椎体前下端縁を結んだ線とのなす角度を透視像上で計測する。

ilio-sacral screwは，前方かつやや頭側にガイドワイヤーを向ける 図7a 。trans-sacral screwは，患者の体軸に対して垂直，床面に対して水平にガイドワイヤーを入れる 図7b 。

スクリュー長は，ilio-sacral screwでは仙骨正中を越える程度までの長さが必要であり，trans-sacral screwでは140mm程度を選択することが多い。

骨折部に圧着をかけたい場合のスクリューはpartial threadを，骨折部が神経孔にあり圧着を避けたい場合はfull threadを用いるのが原則である。スクリューヘッドが骨内に埋没するのを防ぐため基本的にはワッシャーを用いるが，若年者などで抜釘を想定する場合はワッシャーを使用しないこともある。

> **コツ&注意 NEXUS view**
>
> ilio-sacral screwやtrans-sacral screwを1本後方仙骨内に入れるだけでは，垂直方向に不安定な骨折の多くに対応することが難しい。どうしてもスクリュー固定を施行したい症例では，後方に2本以上のスクリュー（S1に2本，またはS1に1本とS2に1本）を入れることや，前方損傷部に対しても内固定を追加するなどの工夫が必要である。

a：ilio-sacral screwの場合

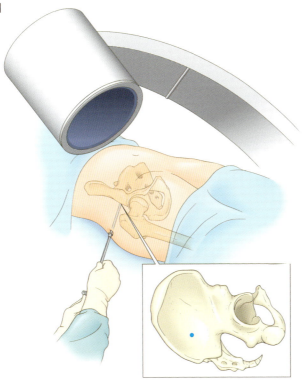

b：trans-sacral screwの場合

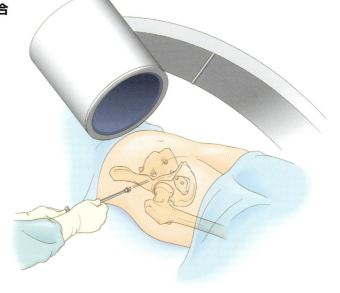

図7 仙骨スクリューの挿入方向

a：前方かつやや頭側にガイドワイヤーを向ける。
b：患者に垂直で床面に水平方向にガイドワイヤーを向ける。

3 腸骨スクリューの挿入 (LC-2 screw)

　腸骨スクリューは主に腸骨後方のcrescent fractureを固定するのに用いられる。前方からの挿入では上前腸骨棘より3横指遠位，1横指内側くらいの位置が皮切部位となる 図8a 。念のため大腿動脈の拍動を触れ，それより外側に皮切部位があることを確認しておく。また外側大腿皮神経損傷を予防するためペアンなどで鈍的に軟部組織を剥離するのも重要である。

　ガイドワイヤー先端を下前腸骨棘やや外側から，内側に15～40°かつ頭側に10～20°傾け，上後腸骨棘の方向に向けて挿入する 図8b 。

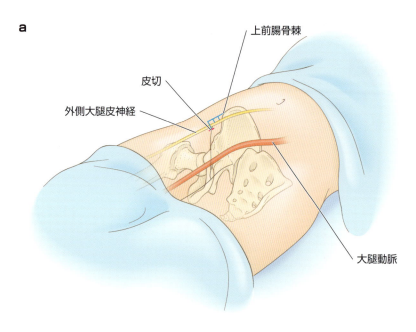

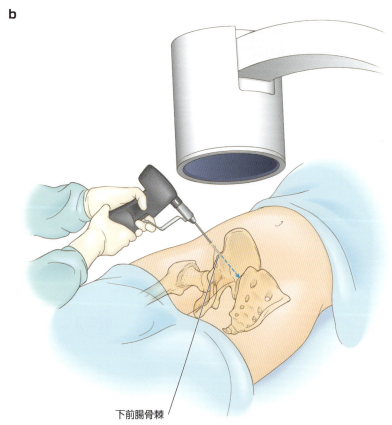

図8 腸骨スクリューの挿入

a：皮切部位
上前腸骨棘より3横指遠位，1横指内側くらいの位置になる。
b：挿入方向
ガイドワイヤー先端を下前腸骨棘やや外側から，内側に15～40°かつ頭側に10～20°傾け，上後腸骨棘の方向に向けて挿入する。

透視はガイドワイヤー挿入方向に平行なteepee view 図9a，または下前腸骨棘と大坐骨切痕が確認しやすいiliac view 図9b と，腸骨外板と内板（仙腸関節）の間のスペースが確認しやすいinlet-obturator view 図9c を用いる。ただし，teepee viewをみながらガイドワイヤーを挿入するのは透視の管球が邪魔して困難なことがあり，実際にはiliac viewとinlet-obturator viewを交互にみながら挿入することが多い。

> **コツ&注意 NEXUS view**
>
> 腸骨骨片が小さい場合は，確実に骨片をとらえるため，腹臥位で上後腸骨棘から逆行性に挿入する場合もある。これは挿入点が異なるだけで，ほぼ前方からのLC-2 screwと同じ経路に設置することになる。上後腸骨棘付近の腸骨外板にK-wireを沿わせて入れ，これに沿ってガイドワイヤーを挿入するといい目印となる。後方からの短いスクリューは固定力が悪いので，できる限り長いスクリューを入れるようにする。

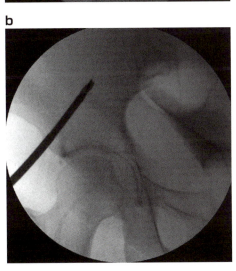
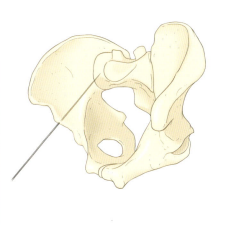

挿入点

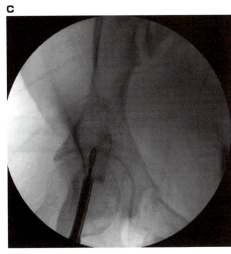
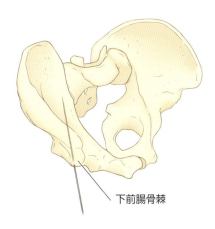

下前腸骨棘

図9 ガイドワイヤー挿入時に使用する透視像

teepee viewで涙型にみえるエリア内に，ガイドピンが点状となる方向で挿入する。この症例では先にilio-sacral screwが挿入されている。
a：teepee view
b：iliac view
c：inlet-obturator view

4 恥骨スクリューの挿入 (anterior column screw)

　骨盤輪骨折で恥骨の内固定が必要となるのは，股関節やや内側の恥骨上枝骨折であることが多い。このため恥骨結合付近から寛骨臼の頭側を通過する長いスクリューの使用が推奨されている。透視はガイドワイヤーの骨盤内面への突出の有無を判断するinlet viewと，股関節内に入っていないことが確認できるoutlet-obturator viewを交互に確認しながら挿入する 図10 。

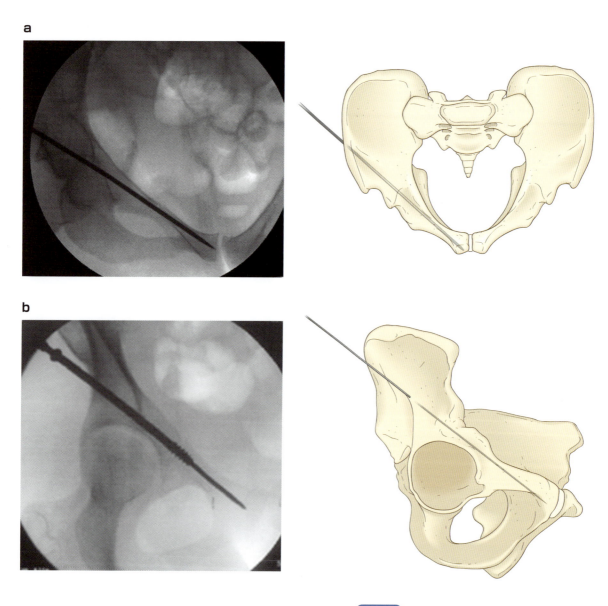

図10 恥骨スクリューの挿入

inlet viewとoutlet-obturator viewを交互に確認しながら進めていく。
スクリューは寛骨臼前壁付近を通るためinlet viewでは関節内を貫いているようにみえても問題ない。
a：inlet view
b：outlet-obturator view

頻用される逆行性挿入は，恥骨結合付近から外側に向けてスクリュー固定を行うもので，陰茎や陰核の頭側端が皮切部となる．極端に正中から外れると鼠径管やリンパ管を損傷するので注意を要する．ガイドワイヤーの先端を恥骨結合付近の恥骨に進めた後，健側大腿に手元ドリルが接触するくらいガイドワイヤーを倒しつつ，やや頭側方向に先端を向けて挿入する図11①．

順行性挿入は，股関節のやや頭側の腸骨外板から恥骨結合に向けてスクリュー固定を行うもので，手下がりでやや尾側正中方向に向けて挿入する．順行性の皮切部位の決定は，inlet viewとoutlet-obturator viewのそれぞれでK-wireを用いて想定挿入経路を皮膚の上にマーキングし，その交点の殿部側面が皮切部となる図11②．

どちらの方向で挿入する場合も骨内に数cm入ったところでドリルを外し，ガイドワイヤーをペンチでつかみハンマーなどで打ち込むと，長幹骨骨折髄内釘時のガイドワイヤーのように，自然に髄腔内を進んでくれる．恥骨スクリューは特に髄腔内の狭い部分を通過するため，通常は圧着をかける目的もありpartial threadを用いる．スクリューにfull threadを用いると挿入抵抗が強いことが多いが，骨折部に圧着がかからないため，内旋方向に不安定な外側圧迫型の骨折の整復位保持には有用である．

トラブル NEXUS view

ガイドワイヤーの骨外逸脱！

恥骨は円筒状の構造物であり，その上面に接しながら骨外にガイドワイヤーが逸脱した場合には透視で確認困難な場合がある．逸脱は通常骨折部から起こるため，骨折近傍にガイドワイヤーの先端がきたら，その動きを透視下に注視する．

骨外に出た場合，長管骨髄内釘施行時のガイドワイヤーの逸脱と同様の動きをするため，そのサインを見逃さないようにする．骨外逸脱の場合には膀胱と外腸骨静脈損傷が起こりやすく，その近傍に骨折線がある場合は特に注意を要する．

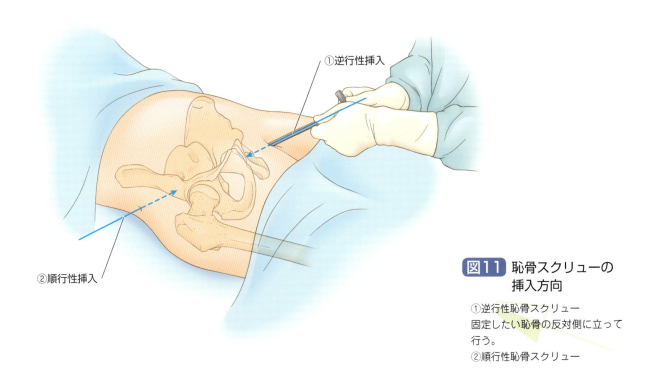

図11 恥骨スクリューの挿入方向

①逆行性恥骨スクリュー
固定したい恥骨の反対側に立って行う．
②順行性恥骨スクリュー

5 透視での再確認と閉創

スクリューの挿入が終わったら，前述の複数の透視方向を再確認し，スクリューが正しく設置されているか，骨折部の転位は増悪していないか確認する．皮切がstab incisionであれば閉創は表層の縫合のみで問題ない．術後X線像で再度スクリュー位置を確認して退室とする 図12 。

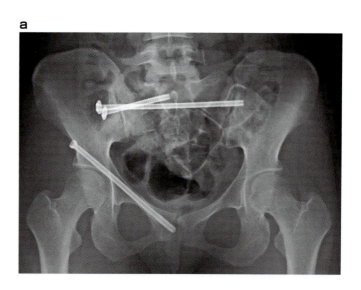

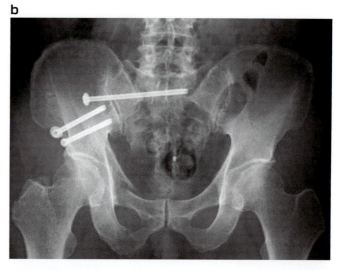

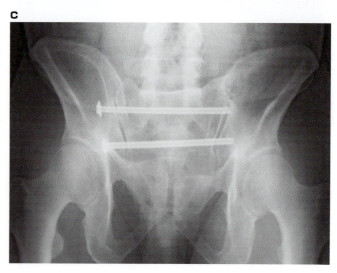

図12 スクリュー固定後の単純X線像

a：trans-sacral screwとilio-sacral screw，恥骨スクリュー（順行性）併用例
b：ilio-sacral screwと腸骨スクリュー併用例
c：S1とS2へのtrans-sacral screw併用例（outlet view）

6 後療法

　リハビリテーションのスケジュールは患者個人の骨折型やスクリューの効き具合，併存外傷の有無によって異なってくる。

　不安定性の少ない骨折を念のために固定したような場合は，直後から歩行訓練が可能となる。

　垂直不安定性のあった骨折では，最低6週程度はtoe-touchなどの荷重制限を行い，その後X線像や患者の痛みに応じて徐々に荷重を増やしていく。

　どの部位のスクリュー固定でも基本的に抜釘の必要はないが，経過とともにスクリューが抜けてきて皮下に突出するような場合は抜去する。また，若年者で仙腸関節を貫通するスクリューを挿入した場合は，骨癒合後スクリューが折損する前に抜去することもまれにある。

文献

1) Starr AJ, et al. Percutaneous screw fixation of fractures of the iliac wing and fracture-dislocations of the sacro-iliac joint. J Orthop Trauma 2002；16：116-23.
2) Routt ML Jr, et al. Percutaneous fixation of pelvic ring disruptions. Clin Orthop Relat Res 2000；375：15-29.
3) Suzuki T, et al. Anatomic study for pubic medullary screw insertion. J Orthop Surg 2008；16：321-5.
4) Beaulé PE, et al. Trans-sacral fixation for failed posterior fixation of the pelvic ring. Arch Orthop Trauma Surg 2006；126：49-52.
5) Starr AJ, et al. Percutaneous fixation of the columns of the acetabulum：a new technique. J Orthop Trauma 1998；12：51-8.
6) 鈴木　卓. 骨盤単純X線inlet viewの適切な撮影角度の検討. 整・災外 2007；50：803-7.

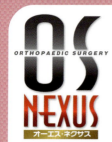

Ⅲ. 骨盤側

臼蓋後壁骨折に対するKocher-Langenbeckアプローチとtrochanteric flip osteotomy

帝京大学医学部附属病院外傷センター　黒住　健人

Introduction

　臼蓋後壁骨折は，ダッシュボード損傷などの股関節後方脱臼に伴って発生することが多く，寛骨臼の他の部位や大腿骨頭骨折を合併することもある[1]が，骨折型としては最も頻度が高く，全寛骨臼骨折の1/3程度と報告されている[2]。股関節後方アプローチは，人工骨頭置換術や人工股関節全置換術（THA）にも一般的に用いられており，経験のある術者も多い[3]。これらの理由より，臼蓋後壁骨折は比較的経験の少ない術者に扱われる可能性がある。

　ここでは，臼蓋後壁骨折に対するKocher-Langenbeckアプローチとその応用であるtrochanteric flip osteotomyを紹介し[4]，その注意点を述べる。

術前情報

●適応
①十分な筋弛緩を得た麻酔下で徒手整復できない症例。
②整復後，骨片や軟部組織の介在により求心位がとれない症例。
③整復後，関節不安定性を認める症例（コツ&注意 NEXUS view p.141参照）。
④荷重面である高位後壁に転位のある骨折を認める症例 図1，図2。

●麻酔
　全身麻酔もしくは腰椎麻酔で行う。いずれも十分な筋弛緩が必要であり，手術時間が長くなる場合には全身麻酔が望ましい。

●手術体位
　患側下肢を動かすため側臥位が原則である。脱臼位や大腿骨頭骨折に対する操作が必要な場合は，必ず側臥位で行う。
　寛骨臼後柱骨折を合併する場合には，術中脱臼肢位をとる必要がなければ腹臥位を選択（下肢の重さで整復が困難となるため）する。

手術進行

1. 皮切，大殿筋の展開
2. 短外旋筋群の切離
3. 関節包切開，関節内・大腿骨頭の観察
4. 高位後壁骨折への対処
5. Marginal impactionへの対処
6. 後壁骨片の整復内固定
7. 初期の後療法

❶手術適応は間違いないか？術前に全身麻酔下ストレステストを行う必要はないか？
（コツ&注意 NEXUS view p.141参照）
❷後方からのアプローチですべての手技が完遂できるか？手術体位の選択は正しいか？

臼蓋後壁骨折に対するKocher-Langenbeckアプローチとtrochanteric flip osteotomy

> **コツ&注意 NEXUS view**
>
> 　脱臼整復後，実際にその股関節が安定か不安定かの判断は難しい。脱臼整復後のCT像計測にて，後壁骨片が後壁幅の20％以下の場合には安定，50％以上の場合には不安定といわれている[5]が，CT像の計測にもさまざまな方法があり一定ではない。また20〜50％の症例をどう扱うかという問題も残る。近年，これらの症例にはX線透視下にストレステストを行い不安定性の判断が行われているが，その肢位や解釈も一定ではない[6〜9]。
> 　評価のために麻酔をかける必要があることを考慮すると，脱臼整復直後に股関節90°屈曲位，内外旋・内外転中間位で軸圧をかけて亜脱臼の有無を確認するストレステスト[10]が，整復内固定の判断基準として実用的であると思われる。

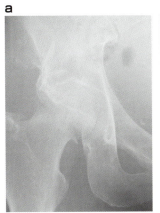
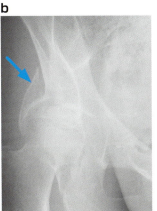
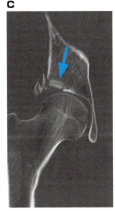

図1 高位後壁骨折の画像

a：受傷時単純X線正面像
後壁骨折であるが，詳細な骨折型は不明である。

b：受傷時単純X線閉鎖孔斜位像
後壁骨片の転位はよくわかるが（矢印），高位後壁の転位は不明である。

c：整復後CT-MPR冠状断像
高位後壁の荷重面に骨片の圧潰を認める（矢印）。

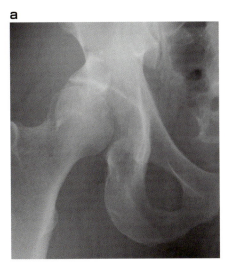
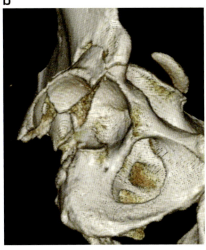

図2 後壁から前壁にまで至る骨折の画像

a：受傷時単純X線正面像
後壁骨折にみえるが，詳細な骨折型は不明である。

b：受傷時3D-CT像
骨片は後壁から前壁近くまで至り，荷重面は大きく転位している。

手術手技

1 皮切,大殿筋の展開

　皮切は,大腿骨軸から始まり大転子を通って上後腸骨棘に向かう15〜20cm程度とする 図3 。側臥位の場合,股関節を90°屈曲するとほぼ直線状の皮切となることを確認するとよい。皮下においては,皮切と同様に腸脛靱帯から大殿筋筋膜まで弓状に切開する。大殿筋筋膜の近位側は薄く,徒手的に分けることができる。大殿筋を線維方向に分けて深部に到達するが,頭側では上殿動脈・神経を,背側では坐骨神経を損傷しないように注意して筋鉤をかける。

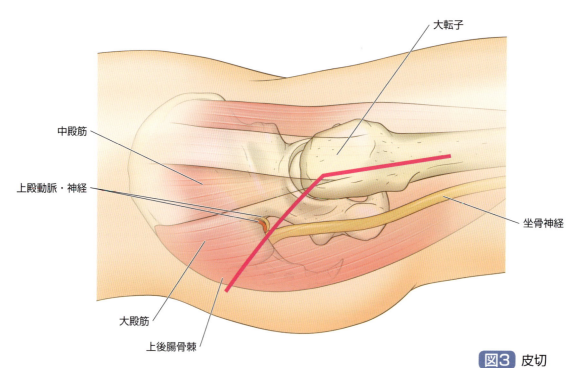

図3 皮切

大腿骨軸から始まり,大転子を通って上後腸骨棘に向かう15〜20cm程度の皮切となる。頭側では上殿動脈・神経を,背側では坐骨神経を損傷しないように注意する。

2 短外旋筋群の切離

大殿筋を分けると，短外旋筋群が現れるはずである．ただし後壁骨折の場合は，この層に転位した骨片とともに血腫が形成され，筋や関節包の断端がわかりにくい場合がある．この場合，損傷した組織の位置関係がわかるまで血腫の除去や洗浄を行うべきである．

洗浄後に骨折部の確認を行うことができ，骨片を整復できるようであればそのまま骨接合に移ってもよいが，多くの場合，短外旋筋群の切離を要する．その場合には，残存した骨頭血行を損傷しないように短外旋筋群の切離を付着部より1cm程度離し，大腿回旋動脈を損傷しないようにする 図4 。

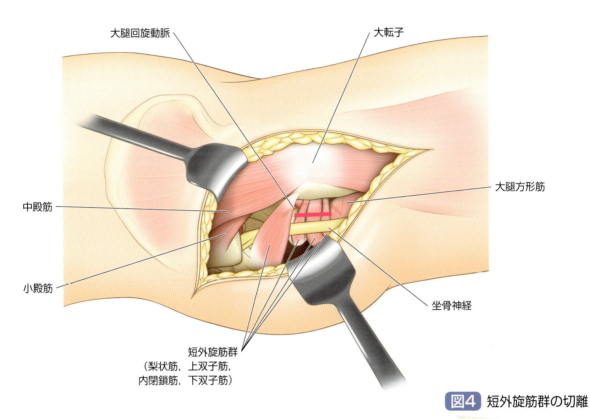

図4 短外旋筋群の切離
大殿筋を展開して短外旋筋群を同定する．大腿回旋動脈の走行に注意して短外旋筋群を切離する（赤太線）．

> **トラブル** NEXUS view
>
> **短外旋筋群がみつからない！**
> 　短外旋筋群の同定が困難な場合には，中殿筋を腹側に引き，股関節を内旋することで梨状筋の腱様部を緊張させて同定するとよい 図5 。

> **コツ&注意** NEXUS view
>
> 　大腿回旋動脈は，小転子の近位18mm，外閉鎖筋の付着部から8.8mm，内閉鎖筋の付着部より1.2mm程度の部位を通るとされている 図6 [11]。このため短外旋筋群の切離は，付着部より1cm程度離さなければならない。

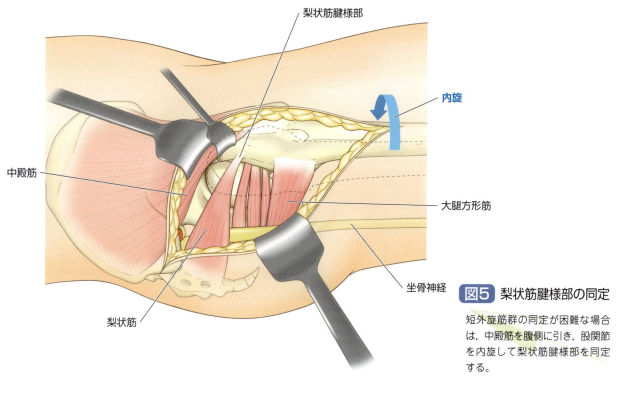

図5 梨状筋腱様部の同定

短外旋筋群の同定が困難な場合は，中殿筋を腹側に引き，股関節を内旋して梨状筋腱様部を同定する。

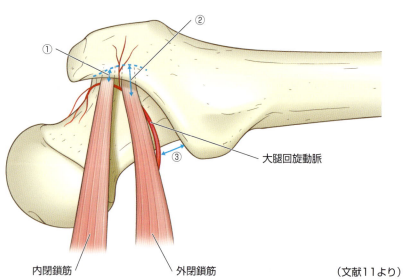

（文献11より）

図6 大腿回旋動脈の通る部位

①内閉鎖筋の付着部から1.2mm程度
②外閉鎖筋の付着部から8.8mm
③小転子の近位から18mm
青点線は筋付着部を示す。

3 関節包切開，関節内・大腿骨頭の観察

　短外旋筋群を翻転すると後方関節包が現れるはずである 図7 が，先に述べたように後壁骨折の場合は転位した骨片や血腫のため，解剖学的位置関係が不明瞭である。

　後方関節包はいずれかの部位に損傷がありその部位より大腿骨頭を触れることが多いので，大腿骨を動かしながら後壁骨片とそれに付着する関節包を同定する 図7 。視野が悪いからと不用意に関節包を切開すると，後壁骨片が遊離してしまう場合があるので注意を要する。

　後壁骨片の同定ができれば，慎重に骨片を翻転し関節内・大腿骨頭の観察を行う。術前のCT像などを参考に，関節内に遊離した小骨片があれば数や大きさを確認しながら摘出していく。摘出すべき骨頭骨片があれば同様に扱う。関節唇の損傷があれば，糸をかけて後に縫合できるようにしておく。関節唇の関節内への嵌頓があれば，骨頭整復の際に再度嵌頓しないように糸をかけて引き出せるようにしておく。

　ここまでの操作は，大転子にSchanz pinなどを入れて牽引し，大腿骨頭を亜脱臼させることで可能となり，股関節の完全な脱臼は不要である。

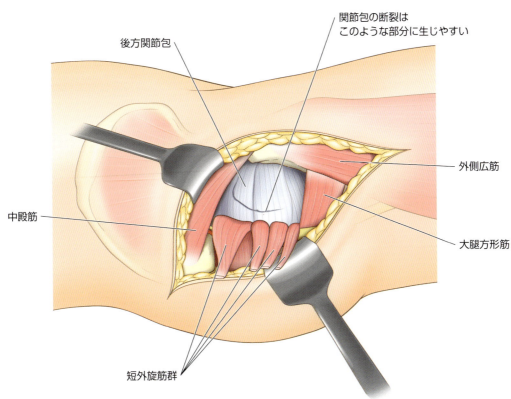

図7 後方関節包の展開

短外旋筋群を翻転すると後方関節包が現れる。後方関節包はいずれかの部位に損傷がありその部位より大腿骨頭を触れることが多いので，大腿骨を動かしながら後壁骨片とそれに付着する関節包を同定する。

4 高位後壁骨折への対処

　後方アプローチでは，骨頭骨片の摘出は股関節を亜脱臼させることで可能であるが，骨頭骨折の整復内固定や，寛骨臼の上方および前方への展開は制限されている。そのため高位後壁骨折を伴う症例 図1 ，図2 などに対しては，従来の後方アプローチにtrochanteric flip osteotomyを加えた方法が用いられるようになった[4]。Trochanteric flip osteotomyは，大腿骨頭壊死や異所性骨化などの合併症の観点からも，整復内固定の必要な骨頭骨折や高位後壁骨折を伴った症例では現在最も推奨されているアプローチである[1]。

　中殿筋と外側広筋を大転子に付けるように骨切り線を決め 図8a ，これを腹側に起こしていく 図8b 。関節包は前述のように損傷されている場合も多いが，腹側への切開は途中より大腿骨頸部側で行うとよい 図8c 。この状態で大腿骨を外旋させ，骨頭を前方に脱臼させることで，関節内や大腿骨頭の操作が容易になる 図8d 。

> **コツ&注意　NEXUS view**
> Trochanteric flip osteotomyを行う際には，骨切りを行う前に大転子を最終的に固定するためのドリル孔を2～3カ所開けておく。そうすることによって，骨切り後に固定する際に大転子を正しい位置に整復することができる。

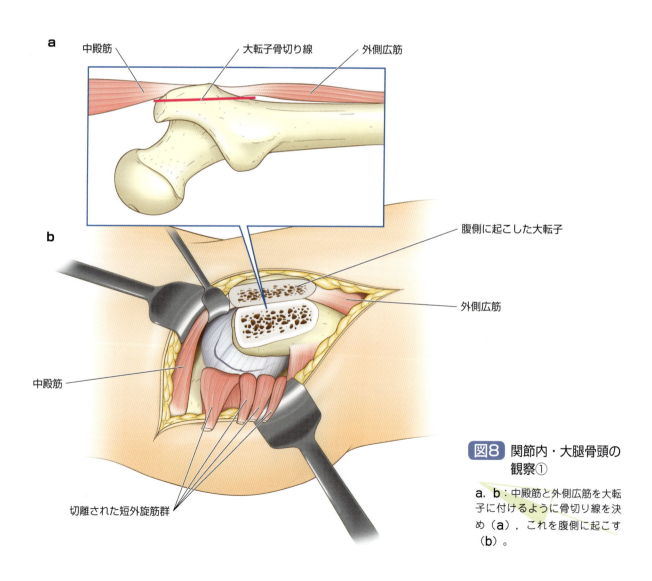

図8 関節内・大腿骨頭の観察①

a，b：中殿筋と外側広筋を大転子に付けるように骨切り線を決め（a），これを腹側に起こす（b）。

臼蓋後壁骨折に対するKocher-Langenbeckアプローチとtrochanteric flip osteotomy

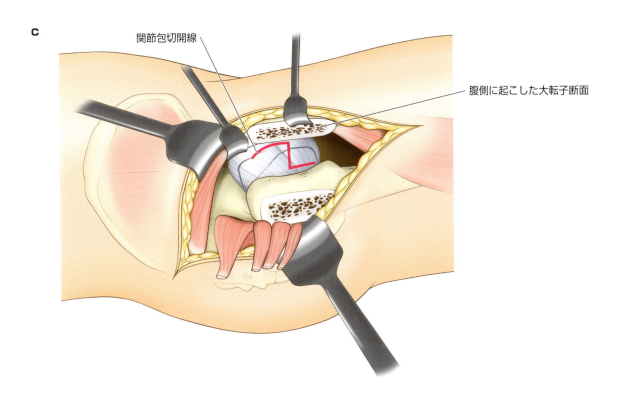

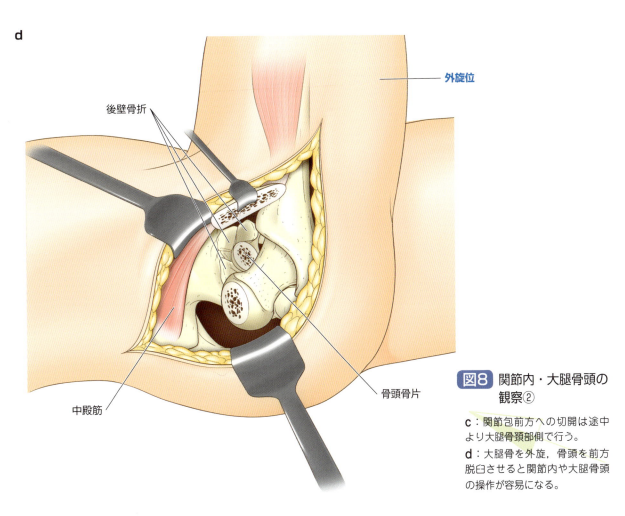

図8 関節内・大腿骨頭の観察②

c：関節包前方への切開は途中より大腿骨頸部側で行う。
d：大腿骨を外旋，骨頭を前方脱臼させると関節内や大腿骨頭の操作が容易になる。

5 Marginal impactionへの対処

　関節内小骨片の摘出を行い，大腿骨頭を整復後に寛骨臼側の軟骨がみえればmarginal impactionがあると考え 図9a，大腿骨頭を鋳型にして陥没した軟骨面を整復する 図9b。骨片にある程度の大きさがあれば吸収ピンもしくはKirschner鋼線（K-wire）などで固定し 図9c，欠損部に骨移植を行う 図9d。K-wireを使用した場合には抜去できない可能性も考慮しておく。

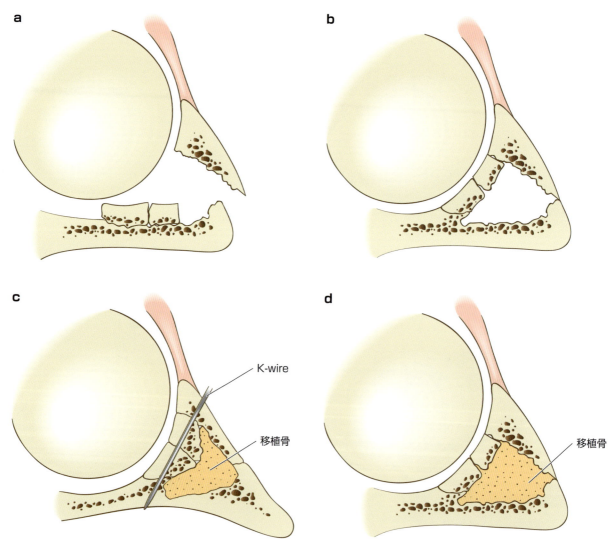

図9 Marginal impactionへの対処

a：大腿骨頭を整復後に寛骨臼側の軟骨がみえればmarginal impactionがあると考える．
b：大腿骨頭を鋳型にして陥没した軟骨面を整復する。
c, d：骨片にある程度の大きさがあれば吸収ピンかK-wireなどで固定し，欠損部に骨移植を行う。

6 後壁骨片の整復内固定

　軟骨側の観察はできないので，後壁骨片の整復は骨折部の合いで判断するしかない。しかし，骨折線辺縁には粉砕骨片や圧潰を伴うこともあり，その判断も容易ではなく，骨折部の骨膜を一部剥離して全体の形の収まりのいい場所で固定することとなる。

　骨片に一定の大きさがある場合には，骨片を戻す前にまずK-wireを軟骨面の側をみながら関節内に入らないように打っておき，整復後にそのままK-wireを進めて仮固定する 図10a 。この方法により軟骨面への誤刺入が避けられる。

　スクリューが打てる骨片であれば，先のK-wireの向きを参考にラグスクリューを用いて骨片を圧着しておく 図10b-① 。

　骨片が小さくて直接固定できないような場合には，1/3円プレートの先を切って曲げてspring hook plateとして使用する 図10b-② 。

　ここまでの固定では早期可動域訓練に耐えられるだけの固定として不十分であるので，最後にややunder bendingとしたreconstruction plateをbuttress plateとして用いて骨片全体を圧着し固定する[12] 図10b-③ 。

　関節唇，関節包，短外旋筋群は可能な限り縫合し，筋膜，皮下を縫合して閉創する。

> **コツ&注意 NEXUS view**
> Spring hook plateを用いる場合，フックの先端が骨片を越えて関節包にかかると大腿骨頭を損傷する可能性がある。設置位置には十分注意する。

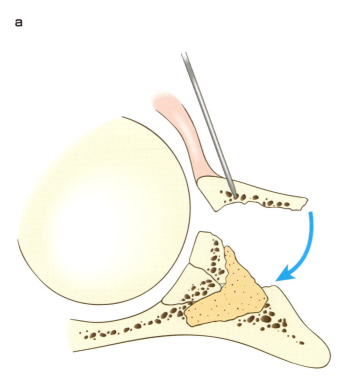
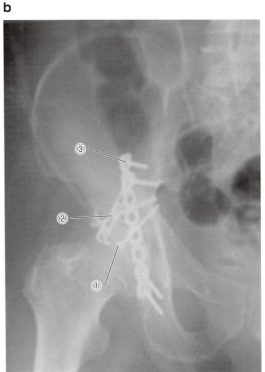

図10 後壁骨片の整復内固定
a：K-wireを関節面をみながら挿入し，それを矢印の方向に回転させて整復し，固定する。
b-①：スクリューが打てる骨片の場合のラグスクリュー。
b-②：骨片の大きさによりspring hook plateを併用する。
b-③：under bendingしたreconstruction plateをbuttress plateとして用いて骨片を圧着固定する。

7 初期の後療法

術翌日より，CPMを含む可動域訓練を開始する。

荷重に関しては，骨接合を行った場合には骨癒合のために一定期間の免荷が行われる[1]。荷重開始時期は損傷の部位や固定法により異なるが，15kg程度までのつま先接地歩行は術翌日より，部分荷重歩行は3～6週より開始し，全荷重歩行は6～12週で許可する。

文献
1) 黒住健人. 大腿骨頭骨折. 大腿骨近位部骨折. 東京：金原出版；2013. p.16-22.
2) Magu NK, Gogna P, et al. Long term results after surgical management of posterior wall acetabular fractures. J Orthopaed Traumatol 2014；15：173-9.
3) Solomon LB, Hofstaetter JG, et al. An extended posterior approach to the hip and pelvis for complex acetabular reconstruction that preserves the gluteal muscles and their neurovascular supply. Bone Joint J 2014；96-B：48-53.
4) Siebenrock KA, Gautier E, et al. Trochanteric flip osteotomy for cranial extension and muscle protection in acetabular fracture fixation using a Kocher-Langenbeck approach. J Orthop Trauma 1998；12：387-91.
5) Olson SA, Matta JM. The computerized tomography subchondral arc: a new method of assessing acetabular articular continuity after fracture (a preliminary report). J Orthop Trauma 1993；7：402-13.
6) Tornetta P III. Non-operative management of acetabular fractures. The use of dynamic stress views. J Bone Joint Surg 1999；81-B：67-70.
7) Moed BR, Ajibade DA, et al. Computed tomography as a predictor of hip stability status in posterior wall fractures of the acetabulum. J Orthop Trauma 2009；23：7-15.
8) Grimshaw CS, Moed BR. Outcomes of posterior wall fractures of the acetabulum treated nonoperatively after diagnostic screening with dynamic stress examination under anesthesia. J Bone Joint Surg 2010；92-A：711-4.
9) Reagan JM, Moed BR. Can computed tomography predict hip stability in posterior wall acetabular fractures? Clin Orthop Relat Res 2011；469：2035-41.
10) Clegg TE, Roberts CS, et al. Hip dislocations -Epidemiology, treatment, and outcomes. Injury, Int. J. Care Injured 2010；41：329-34.
11) Helfet DL, Beck M, et al. Surgical techniques for acetabular fractures. Fracture of the pelvis and acetabulum. 3rd ed. Lippincott Williams & Wilkins；2003. p.537.
12) Goulet JA, Rouleau JP, et al. Comminuted fractures of the posterior wall of the acetabulum. A biomechanical evaluation of fixation methods. J Bone Joint Surg 1994；76-A：1457-63.

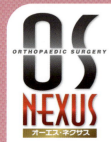

III. 骨盤側
寛骨臼骨折に対する前方アプローチ

岡山大学病院整形外科　野田　知之

Introduction

寛骨臼骨折の手術療法において，Judet, Letournelらによる外科的寛骨臼の概念（前柱，後柱）と骨折型分類の導入，さらにはilioinguinal approach（以下，IL）に代表される各種進入法の開発は，治療困難であった本骨折の治療成績を大幅に向上させ，手術療法の普及をもたらした[1, 2]。しかしながら，寛骨臼は大血管や主要神経，骨盤内臓器に取り囲まれており，安易に臨む，あるいは未熟なまま行う手術は，患者を死の危険にさらす可能性がある。

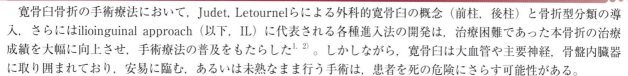

トラブル前に厳重注意！
本手術は人口150〜200万人あたり1人の専門特化した術者が行うのが妥当ともいわれており，安易に手を出すべきものでないことを銘記すべきである。
本進入法の選択に至る正確な骨折型分類の理解，ならびに骨盤周囲解剖の熟知が必須である。

ここでは前方アプローチを中心に手術進入法と手術手技を解説する（後方進入法は他項を参照）。

術前情報

●適応
寛骨臼骨折全般の手術適応は以下のごとくである。
①荷重関節面に2mm以上の転位がある（両柱骨折でsecondary congruencyが得られたものは除く）。
②関節適合性が不良である。
③股関節が不安定である（易脱臼傾向など）。
④整復不能な脱臼骨折がある。
　前方アプローチの手術適応を 図1 （Judet-Letournel骨折型分類）に示す。

●不適応
非転位型骨折，脱臼整復後可動しても安定なもの，両柱骨折でsecondary congruencyが得られたものなどが挙げられる。しかし前述したように，手術侵襲が大きく大量出血など合併症の危険も高いため，患者の年齢や骨質，全身状態，既往歴に加え，自身の技術や緊急事態への自施設の対応能力も総合的に判断して決定すべきであり，対応不能の場合はしかるべき施設へ転送する。

●麻酔
全身麻酔で行う。

●手術体位
仰臥位で行う。患側下肢から外陰部，腹部は臍部と健側も含めて消毒する。仙骨部にも枕を入れ，腸骨がベッドに沈み込まないようにしておく。両膝下に枕を入れ，股関節・膝関節とも軽度屈曲位（20〜30°）とする 図2 。透視で両斜位像が良好にみえることを確認しておく。

●適応画像
右寛骨臼両柱骨折の術前・術後画像を示す 図3 。

手術進行

Ilioinguinal approach
1. 皮切
2. 腸骨窩（1st window）の展開
3. 鼠径部（2nd, 3rd window）の展開

Modified stoppa approach
1. 皮切
2. 骨盤内腔の展開
3. 本アプローチの応用

整復固定以降（共通）
4. 骨折整復・内固定
5. 閉創・ドレーン留置
6. 後療法

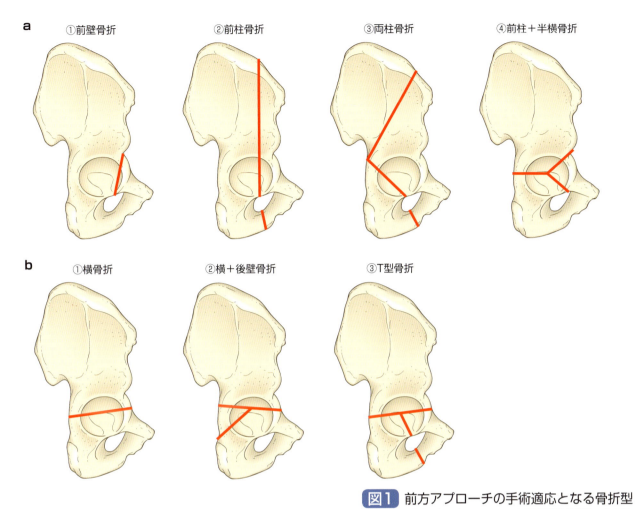

図1 前方アプローチの手術適応となる骨折型
（Judet-Letournel 骨折型分類による）

a：絶対適応（前後併用も含む）
b：一部の症例または比較的な適応

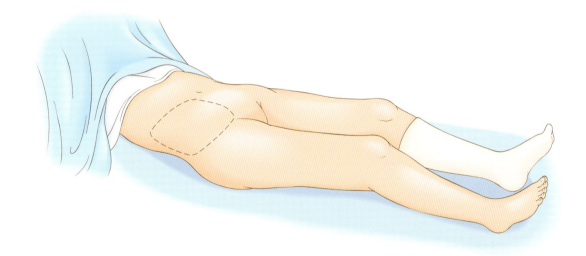

図2 体位
股関節・膝関節ともに軽度屈曲位（20～30°）にする。

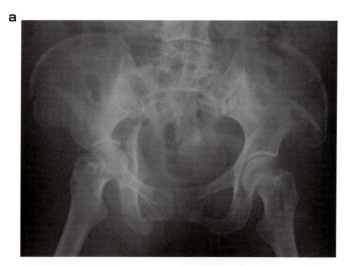
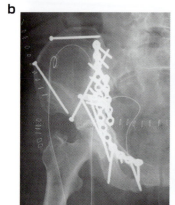
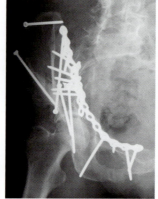
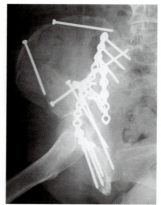
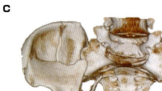
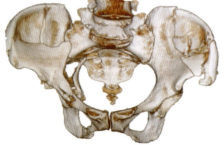
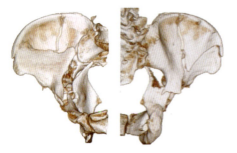
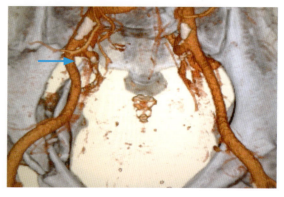

図3 右寛骨臼骨折両柱骨折
a：術前X線正面像（75歳，女性）
b：術直後X線像（75歳，女性）
c：術前3D CT像（70歳，女性）
骨片による上殿動脈の圧迫を認める（矢印）
（術前評価が必要である）

❶骨盤周囲解剖を熟知し，正確に骨折型を分類する（骨折型分類を誤ると進入法自体を誤ることになる！）。
❷出血対策（セルセーバー，輸血確保）と止血対策（頻度の高い出血部位の把握と血管造影・塞栓可能な体制確保）を熟知する。
❸本骨折手術特有の整復手技や器械に精通し，整復の質は1mm以下が目標である。

寛骨臼骨折に対する前方アプローチ

手術手技

Ilioinguinal approach

　Judet, Letournelにより開発・改良された前方アプローチのゴールドスタンダードであり，本アプローチの習得なくして他のmodificationへの応用はできない．仙腸関節から恥骨結合まで前柱成分を広く展開することが可能である．

　腸腰筋＋大腿神経より外側の腸骨窩の展開が1st window,

　腸腰筋＋大腿神経と大腿動静脈の間からの展開が2nd window,

　大腿動静脈と精索（または円靱帯）の間（通常精索の内側展開もこれに加える）の展開が3rd window,

とよばれている．直視ならびに触知可能な範囲を図4に示す．

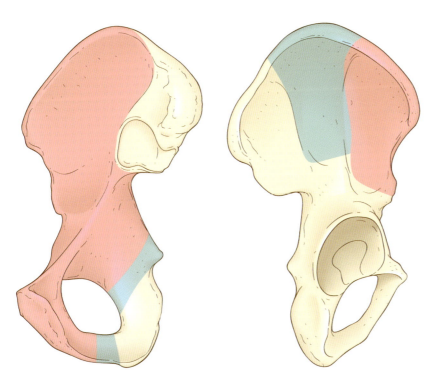

(Weiss.Master techniques in orthopaedic surgery.Fracture.2006.)

図4　直視・触知可能な部位
赤色部分：直視可能な部位．
青＋赤色部分：触知可能な部位．

1 皮切

腸骨稜前方2/3（近位は腸骨稜のやや外側）から上前腸骨棘を通り恥骨結合上方の約2横指（約2cm）に至る皮切を加え 図5a．皮下組織は筋膜上まで同切する 図5b．

> **コツ&注意 NEXUS view**
> 臍を術野に含めて正中を見誤らないようにし，反対側腹部も十分術野に含めるように広くドレーピングしておく．

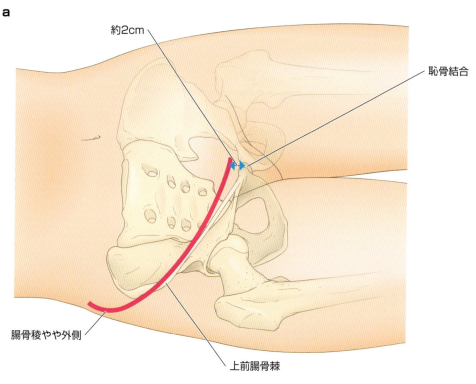

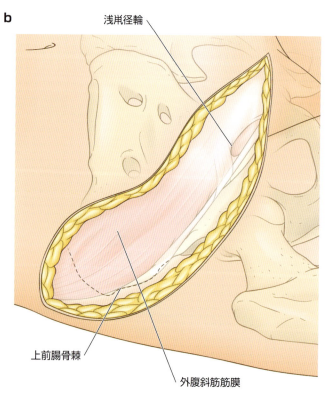

図5 皮切と皮下組織の展開
a：Ilioinguinal approachの皮切
b：皮下組織の展開

2 腸骨窩（1st window）の展開

　腸骨より腸骨筋と腹筋群を一塊に骨膜下に剥離して内方へよけ，仙腸関節まで展開する 図6b 。その際，外腹斜筋が後方へいくほど腸骨稜を越えて外側に付着しているため，後方では腸骨稜外側寄りから腹筋を挙上するように付着部の剥離を行い，前方では腸骨稜内側寄りで剥離を行う 図6a 。

> **コツ&注意　NEXUS view**
> 　仙腸関節前方で腸骨への栄養血管が入っているためここを骨ろうで止血する。
> 　ボスミン入り生理食塩水に浸した柄付きガーゼを圧迫止血目的でパッキングし，次の展開に移る。

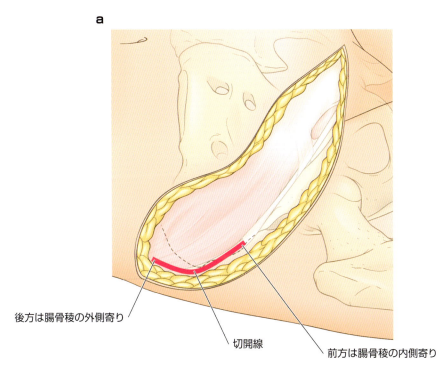

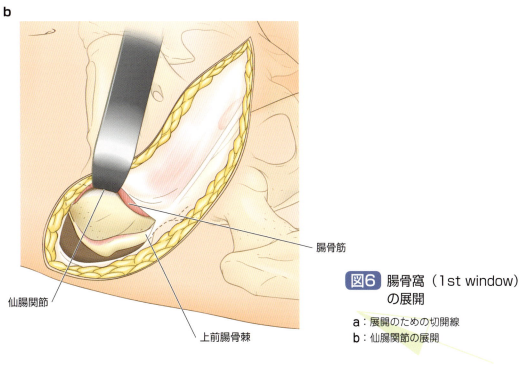

図6 腸骨窩（1st window）の展開
a：展開のための切開線
b：仙腸関節の展開

3 鼠径部（2nd, 3rd window）の展開

　外腹斜筋腱膜を上前腸骨棘から浅鼠径輪上方で切開し(皮切と同レベル)，切開した外腹斜筋腱膜を下方へ反転すると鼠径靱帯が展開される 図7a 。鼠径部内側で，男性は精索あるいは女性は円靱帯を同定してペンローズドレーンをかける 図7a 。

　鼠径靱帯には内腹斜筋と腹横筋の腱膜が接合腱(conjoint tendon)となって付着しており，腹筋側に腱性部分を2〜3mmつけて切離すると閉創時の修復が容易である 図7b ， 図7c 。上前腸骨棘周囲で外側大腿皮神経を同定し，テープをかけ保護する 図7b ， 図7c 。愛護的操作に努めるが，外側大腿皮神経領域のしびれはかなり高率に出現するので，それについては術前に説明しておく。

　鼠径靱帯切離後は腸腰筋内側を腸恥筋膜より剥離し，大腿神経とともにペンローズドレーンをかけておく。

　次いでこの腸恥筋膜内側も大腿動静脈を損傷しないように剥離する。

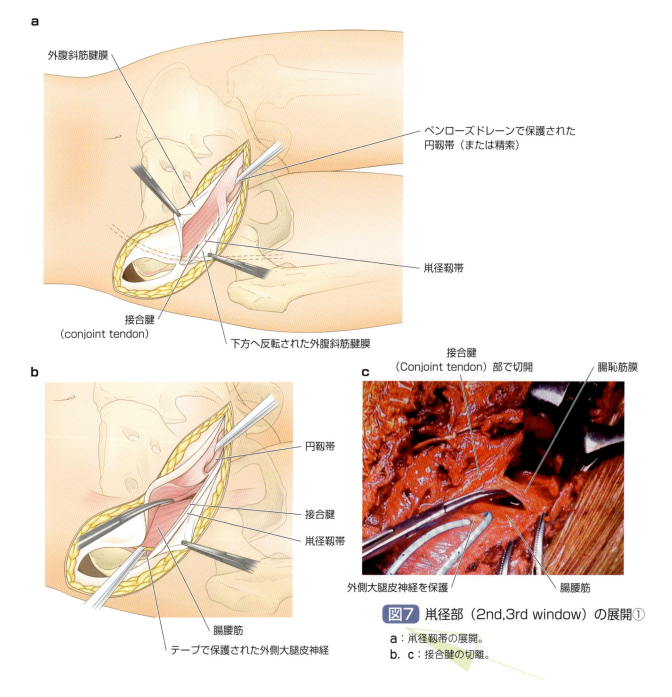

図7 鼠径部（2nd, 3rd window）の展開①
a：鼠径靱帯の展開。
b, c：接合腱の切離。

寛骨臼骨折に対する前方アプローチ

> **コツ&注意　NEXUS view**
>
> 腸恥筋膜は腸腰筋の筋膜で，腸恥隆起と鼠径靭帯に付着し，筋裂孔と血管裂孔を隔離しているため 図8a，これを切開することにより小骨盤腔が腸骨窩と交通することになる。

腸恥筋膜を腸恥隆起上ならびに小骨盤方向に切開する 図8b。

最後に鼠径靭帯の内側の切離を完成させるが，精索または円靭帯を挙上して浅鼠径輪下方から内側まで鼠径靭帯を切離する。大腿動静脈は術後リンパ浮腫を防ぐために，円靭帯あるいは精索の外側まで周囲組織と一塊にペンローズドレーンをかける。

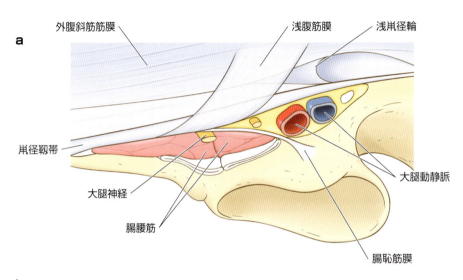

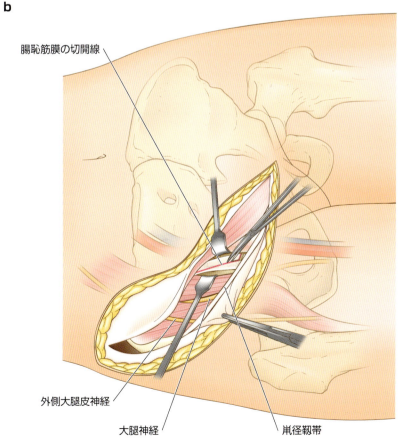

図8 鼠径部（2nd，3rd window）の展開②

a：腸恥筋膜
腸恥筋膜は血管裂孔と筋裂孔を隔離している。
b：腸恥筋膜の切開。

以上のように各windowを用いることにより，仙腸関節・腸骨窩から恥骨結合上面までに至る前柱成分の広範な展開が可能となる 図9 。

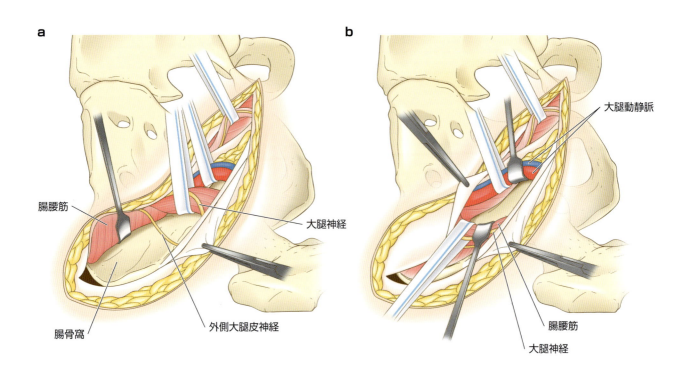

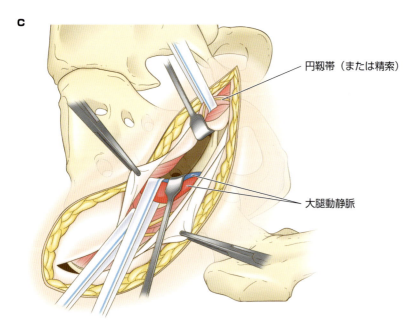

図9 前柱成分の広範な展開

仙腸関節・腸骨窩から恥骨結合上面まで展開している。
a：1st window
腸腰筋＋大腿神経より外側の腸骨窩の展開
b：2nd window
腸腰筋＋大腿神経と大腿動静脈の間からの展開
c：3rd window
大腿動静脈と円靱帯（または精索）の間の展開

寛骨臼骨折に対する前方アプローチ

> **コツ&注意　NEXUS view**
>
> 鼠径靱帯の切離は腸腰筋の筋膜上で慎重に開始する。線維が縦方向に変わる腸腰筋筋膜のレベルまで達したら鼠径靱帯の下に小エレバなどを入れて切離を進める。また大腿動静脈は周囲リンパ組織とともに一塊に扱う。
> さらに外腸骨動脈系の血管と閉鎖動脈の間に存在する吻合血管である"corona mortise"図10を損傷する可能性がある。存在する場合は結紮止血が必要である。

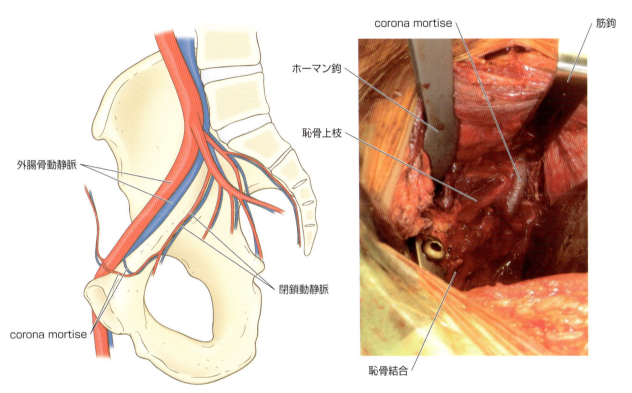

図10 corona mortiseの走行

外腸骨動脈系の血管と閉鎖動脈の間に存在する吻合血管である。

Modified stoppa approach

1994年，Coleらにより報告された恥骨上切開による前方アプローチである[3]。最大の特徴として臼蓋底（quadrilateral surface；QLS）の観察と直接的整復操作に優れる点が挙げられる。Ilioinguinal approachの1st windowさらには2nd windowとの併用によりilioinguinal approachと同等もしくはそれ以上の展開が可能となってきている[4)~6)]。

1 皮切

恥骨結合上縁より2横指（約2cm）近位に約10cm強の横皮切を加える 図11a 。
皮下組織を同切し，腹直筋筋膜上で皮下組織と筋膜を剥離する 図11b 。

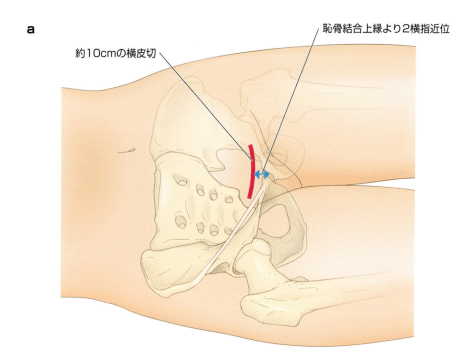

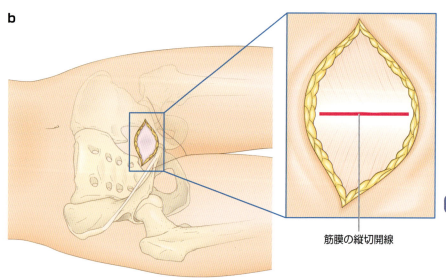

コツ&注意 NEXUS view
腹直筋筋膜の中央（白線）を同定する必要があるが，臍部より遠位のこの部位では白線が不明瞭なことも多い。筋膜の斜走線維がV字に交差するところを見極めるようにするとよい。

図11 皮切と皮下の展開
a：modified Stoppa approachの皮切
b：皮下の展開
筋膜を白線で縦切開する。

2 骨盤内腔の展開

白線を切開して腹直筋を左右に分ける．この部位で腹直筋は後鞘がないため容易に脂肪織のある腹膜前のスペースに到達することができる．

ここで患側腹直筋の恥骨付着後方部を剥離し，腹直筋を前外方に引き，脂肪織と膀胱を後方によける．術者は健側に立ち，恥骨上枝の内上縁から弓状線に沿って，電気メスとコブラスパトリウムを用いて展開する．

> **コツ&注意 NEXUS view**
>
> 展開時に注意すべきものとして，外腸骨動脈系の血管と閉鎖動脈の間に存在する吻合血管 "corona mortise（死冠）" がある．恥骨結合からの距離も50～70mm前後が多いとされるがまちまちで，存在しない場合もある．
>
> 本アプローチでは "corona mortise" を確実に同定・結紮することが重要で，この損傷による大量出血は絶対に避けなければならない．著者は結紮する際，止血用クリップを用いている．

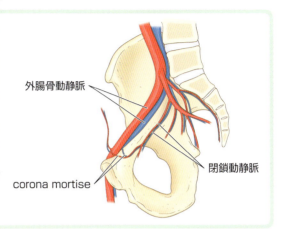

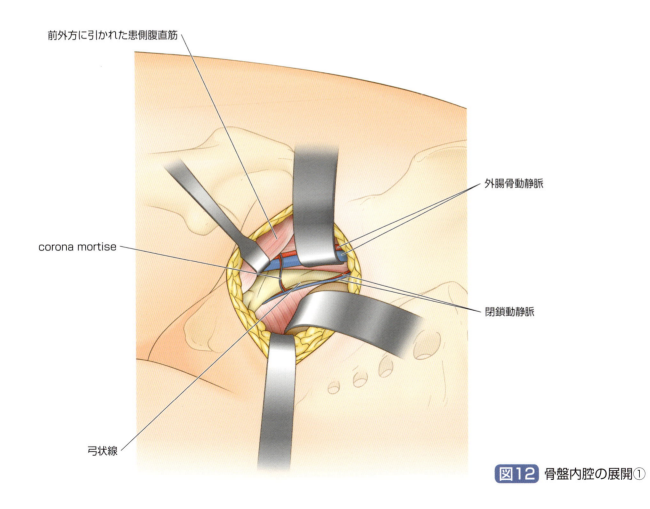

図12 骨盤内腔の展開①

Corona mortiseの処置後，術者は健側に立ち，弓状線に沿ってさらに展開を後方へ進めていく。腸恥筋膜は腸恥隆起より鈍的に骨膜下で剥離可能で，弓状線に沿った部分は切離している。弓状線の展開を追うように上面あるいは内面（QLS）を骨膜下に剥離していく 図13a 。

外腸骨動静脈に注意して腸腰筋を上方に引けば臼蓋上方部や腸骨窩，仙腸関節まで直視できる 図13b 。

> **コツ&注意　NEXUS view**
>
> 本アプローチでは常に弓状線の位置を意識しながら展開を進めること，ならびに常に直視できる範囲で操作を行うことが重要である。盲目的操作や位置を誤認した剥離・展開は上方で外腸骨動静脈損傷，内下方（QLS周辺）で閉鎖動静脈損傷の危険性が高まる。
> QLSの剥離は前方手前からになりがちであるが，閉鎖動静脈・閉鎖神経損傷を避けるため，QLS中央やや後方寄りから剥離していくとよい。

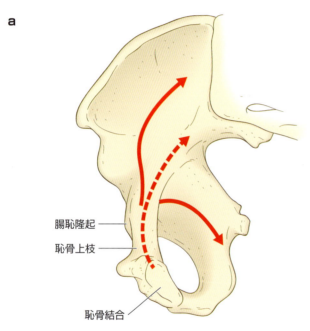

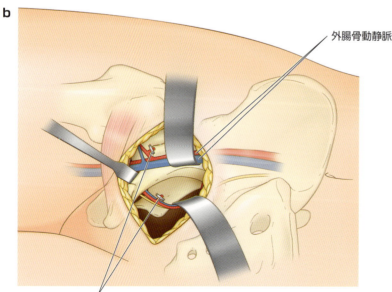

図13　骨盤内腔の展開②

a：恥骨上枝の内上縁から弓状線に沿って展開する（赤点線）。
腸恥筋膜は腸恥隆起より鈍的に骨膜下で剥離し，弓状線に沿った部分は切離する。上面あるいは内面（臼蓋底；QLS）を骨膜下に剥離する（赤実線）。
b：展開
臼蓋上方部や腸骨窩，仙腸関節まで直視できる。

3 本アプローチの応用

　本アプローチ単独では、腸骨翼の整復操作や前柱から後柱を固定するスクリューの挿入が困難、前壁骨片付近が死角になりやすいなどの問題点があった。最も汎用されている応用は、ilioinguinal（IL）approachの1st windowとの併用である（図14、赤実線）。本応用によりIL approachが適応である症例の大部分に対応可能となったばかりか、前方単独アプローチによる後柱・QLSの整復内固定に関してはより直接的かつ可視的な操作が行える点で、有用な選択肢であるといえる[5,6]。

　さらには本応用（modified Stoppa + 1st window of IL）にIL approachの2nd windowを加えることにより（図14、赤点線）、両アプローチの特徴を生かした展開が可能となり、先述した前壁骨片付近の操作性も改善され有用である[4]。

> **コツ&注意　NEXUS view**
> 著者自身も現在では前方アプローチの第一選択をmodified Stoppa + 1st window of ILとし、整復操作や展開が困難な症例で2nd window of ILを加える方針としている。

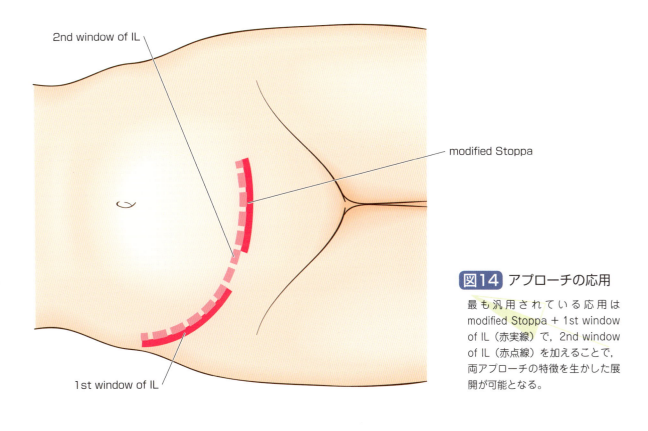

図14 アプローチの応用

最も汎用されている応用はmodified Stoppa + 1st window of IL（赤実線）で、2nd window of IL（赤点線）を加えることで、両アプローチの特徴を生かした展開が可能となる。

整復固定以降（共通）

4 骨折整復・内固定

　寛骨臼骨折の整復固定は，関節内を直視しながら行うことは不可能であり，寛骨内面の骨折線を正確に整復固定することにより臼蓋関節内の解剖学的整復を得るものである。正常な位置にある仙腸関節の骨片に対して，後方から順々に整復固定していくのが基本である。

　一般的に前柱骨片は上方に外旋転位，後柱骨片は内下方に内旋転位するため，これらの方向に抗する方向へball spike pusherなどで押し戻して整復，仮固定していく 図15 。大腿近位外側より骨頭に向かってSchanz pinや創外固定用ハーフピンなどを入れ，十分に牽引をかけて整復操作を行うことが重要である。

　整復後は弓状線近くの上面に長めのリコンストラクションプレートをあて，恥骨〜仙腸関節付近の腸骨までプレート固定する 図16 。これに先立って，より外側に前柱骨片の整復固定目的で短めのバットレスプレートを用いることもある 図16 。腸骨稜の固定に関して，著者は長いラグスクリュー固定を行うことが多い。また前柱固定力向上のため，下前腸骨棘から上後腸骨棘に向かう長いスクリュー固定（anterior column screw）を追加することもある。

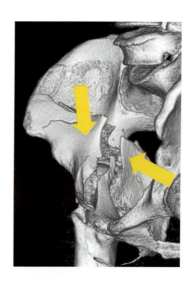

図15 整復方向

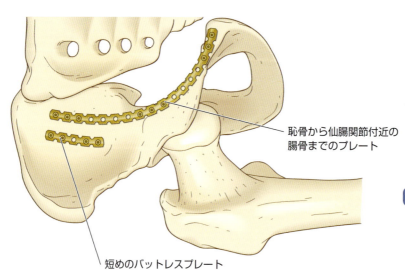

図16 プレート固定
弓状線近くの上面に長めのリコンストラクションプレートをあて，恥骨から仙腸関節付近の腸骨まで固定する。

前方アプローチ単独で両柱骨折などを治療する場合，後柱骨折成分は前柱と同時に整復・仮固定するか，前柱固定終了後に整復固定を行う．前柱と後柱の整復にはcolinear reduction clampが大変有用で，後柱骨片を外方に押し出しながら，クランプ先を坐骨棘にかけて引き寄せていく 図17 。

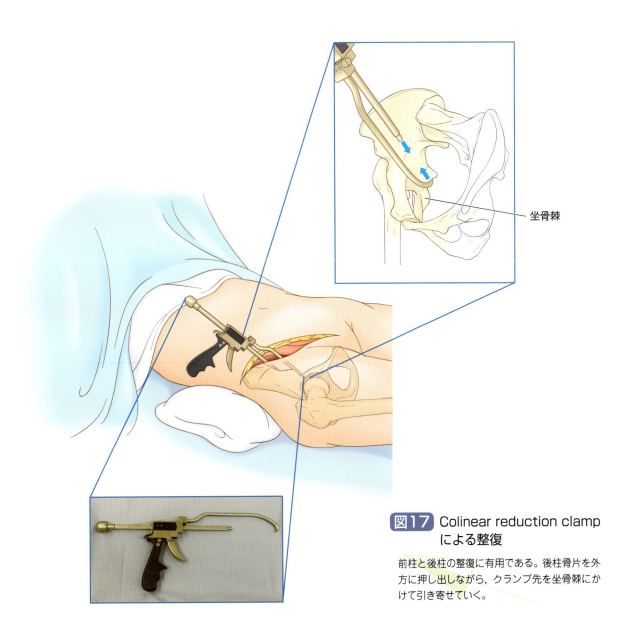

坐骨棘

図17 Colinear reduction clampによる整復

前柱と後柱の整復に有用である。後柱骨片を外方に押し出しながら，クランプ先を坐骨棘にかけて引き寄せていく。

いずれにしても仮固定段階で後柱骨折の整復状態をしっかり評価し，良好に整復されていれば後柱に向けた長いラグスクリュー（posterior column screw）固定などを追加し，後柱骨片も固定していく図18a。Modified stoppa approachではQLSおよび後柱骨片の固定目的にバットレスプレートをQLS内面に設置することが可能で有用である図18b。関節近傍に打つスクリューは関節内誤挿入が無いことをX線イメージや股関節の可動により確実に確認することが重要である。

> **トラブル　NEXUS view**
>
> **出血しやすい部位に要注意！**
> 　手術全体を通して，出血部位については外腸骨動静脈，corona mortise，閉鎖動静脈に加え，大坐骨切痕付近での上殿動静脈が可能性のある主要な出血部位である。
> 　これらの部位での操作に細心の注意をはらうのはもちろん，大量出血の際にも，これらのどこから出血しているかを見極め，迅速にパッキングなどの処置を行う。約30分のパッキング・圧迫止血が有効なことが多いが，それでもだめな場合に備えて，血管造影/選択的TAEなどの処置が行えるよう，あらかじめ放射線科に依頼しておくことも大切である。

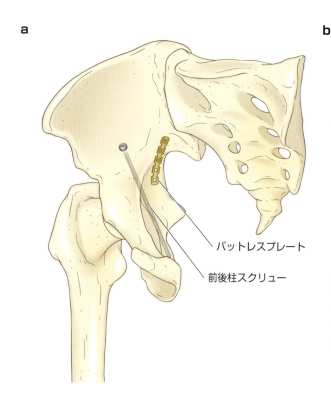
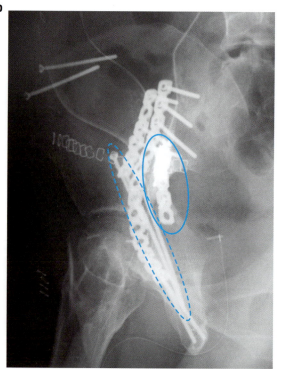

青実線：バットレスプレート
青点線：前後柱スクリュー

図18 バットレスプレートと前後柱スクリューによる臼蓋底（QLS）・後柱固定
バットレスプレートはQLS内側面に固定する。

5 閉創・ドレーン留置

　術野を十分に洗浄し，IL approachの場合は腸骨窩，恥骨後方，皮下に吸引ドレーンを留置する．

　接合腱（conjoint tendon）を鼠径靭帯にしっかり縫合し，外腹斜筋腱膜も縫合，腸骨稜では腹筋群を殿筋筋膜に縫合し，皮下・皮膚を縫合する．

　Modified stoppa approachでは恥骨後方に吸引ドレーンを留置，腹横筋筋膜，腹直筋前鞘をしっかり縫合し，皮下・皮膚を縫合する．1stならびに2nd window併用部分はIL approachに準じる．

6 後療法

　静脈血栓塞栓症に対しては術前より自動運動の励行や間欠的空気圧迫法にて予防に努め，術後は薬物療法も考慮する．術直後より可動域訓練を積極的に励行し，ドレーン抜去後より患肢免荷にて離床を進め，下肢筋力強化訓練を行う．部分荷重歩行開始は術後6週，全荷重歩行は術後10～12週で許可している．

文献

1) Judet R, et al. Fractures of the acetabulum：Classification and surgical approaches for open reduction. J Bone Joint Surg 1964；46-A：1615-46.
2) Letournel E. The treatment of acetabular fractures through the ilioinguinal approach. Clin Orthop Relat Res 1993；292：62-76.
3) Cole JD, et al. Acetabular fracture fixation via a modified Stoppa limited intrapelvic approach. Clin Orthop Relat Res 1994；305：112-23.
4) Karunakar MA, et al. The modified ilioinguinal approach. J Orthop Trauma 2004；18：379-83.
5) 野田知之，ほか．骨盤輪・寛骨臼骨折治療に対する低侵襲前方アプローチの有用性：Stoppa modification. 骨折 2010；第32巻No.3：522-6.
6) 野田知之，ほか．前方単独アプローチ（modified Stoppa + lateral window）による寛骨臼複合骨折の治療成績．骨折 2012；第34巻No.1：66-9.

人工関節 IV

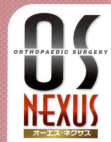

Ⅳ. 人工関節

人工股関節周囲骨折に対する骨接合術，再置換術

岡山大学大学院医歯薬学総合研究科整形外科学　山川　泰明
岡山大学病院整形外科　野田　知之

Introduction

術前情報

●骨折分類

人工股関節全置換術（THA）周囲骨折で広く使用されている分類は，Vancouver分類である 図1 。本分類は骨折部位により type A，B，Cに大きく分け，さらに type AをAG（大転子骨折），AL（小転子骨折）に，type BをB1，B2，B3の3つに細分化している。

本分類は治療方針決定に直結している。

Type Aは大半の場合で保存療法が選択されるが，AGで大転子骨片の転位があり，外転筋力の低下が危惧される場合や，ALで近位固定型のステムがプレスフィットで挿入されている場合などは，骨接合が考慮される。

Type Bはステム周囲の骨幹部にオーバーラップした骨折であり，type B1はステムの弛みを伴わない骨折，type B2はステムの弛みを伴う骨折，type B3は残存する骨量が乏しく骨移植が必要となる骨折である。

Type Cはステム先端より遠位側の骨折である。

Type B1，Cはプレートを用いた骨接合が選択され，type B2，B3は弛みを伴うためロングステムへの再置換術（骨接合併用の再置換術）が選択される。type B3は骨移植が必要となる。

また近年，新たな人工関節ステム周囲骨折の分類として馬場分類が注目されている。画像評価のみでは人工関節ステムの弛みの判断が難しく，Vancouver分類のtype B1とB2の判定が困難な場合もある。馬場分類では人工関節ステムがセメントタイプかセメントレスタイプか，またセメントレスタイプであればporous coat部に骨折線が及んでいるか否かに注目し，高い感度・特異度でステムの弛みの判定を可能にすると報告している[1]。

●手術適応と禁忌

主にtype B1，B2，B3，Cが手術適応となる。手術侵襲も大きくなりやすいため，全身状態の不良な症例や活動性の乏しい症例は保存療法も選択肢の一つとして治療方針を決定する。

●術前計画

術前にステムの弛みの有無を確認する必要がある。ステム周囲にclear zoneを認め，弛みが明らかな場合は再置換術を適応する。CT

手術進行

Ⅰ. Type B1に対するロッキングプレートによる骨接合術
1. 皮切・展開
2. 整復
3. プレート設置
4. 近位固定
5. 遠位固定
6. 安定性の確認

Ⅱ. Type B2に対するセメントレスステムのステム再置換＋骨接合術
1. 皮切・展開
2. ステムの抜去
3. 寛骨臼コンポーネントの確認
4. 骨折部の仮固定，ワイヤリング
5. ロングステムの挿入
6. プレートの最終固定
7. 整復

やMRIが弛みの判定の補助診断に有用であるが，インプラントによるアーチファクトも生じ，画像が鮮明でないこともある．また術前に弛みがないと判断されても，術中に弛みが判明して予期せぬ再置換が必要となることもあるため，再置換術の準備も必須である．

固定が不十分とならないよう十分な長さのプレートを準備し，近位骨片固定用にperiprostheticスクリューおよびケーブル，ワイヤーなどの準備を行う．

●麻酔

手術時間が長引く可能性を考慮し，全身麻酔を選択することが望ましい．

●手術体位

仰臥位もしくは側臥位で行われる．側臥位のほうが軟部組織の牽引が少なくすみ，術野の拡大展開もしやすいことから一般的には側臥位が好まれる．

骨接合のみの場合は牽引台による手術操作も有用であり，イメージ操作に関しては仰臥位のほうが優れている．

●ステムの弛み確認

麻酔導入後にイメージを用いて動的に安定性の確認を行い，ステムの弛みがないか最終確認しておく．手術開始後には関節包を切開して脱臼させ，ステムを直接把持して牽引や回旋を加え，確実に弛みの有無を判定するとの報告もある[2]．弛みのない場合は骨接合を行い，弛みのある場合は再置換術を行う．

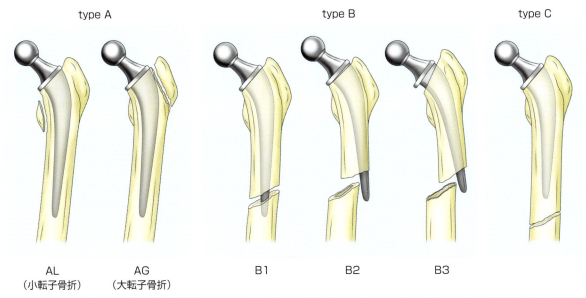

(Duncan CP, Masri BA.Fractures of the femur after hip replacement.Instr Course Lect 1995；44：293-304.)

図1 Vancouver分類

❶術前にステムの弛みの有無を評価する．
❷近位骨片の十分な固定性の獲得に留意する．

173

手術手技

I. Type B1に対するロッキングプレートによる骨接合術

　Type AGではフック付きのケーブルプレートを使用し，ALでは骨折部周囲にケーブルワイヤーを締結して内固定を行う。

1 皮切・展開

　外側アプローチで展開する。イメージなどで骨折部を確認し，骨折部を中心として大腿外側にプレートが当てられるよう20〜30cmほどの十分な長さの皮切を加える 図2。

　大腿筋膜張筋を切開して外側広筋の筋膜を切開し，外側広筋を線維方向にスプリットして大腿骨骨幹部（骨折部）に到達する 図3。骨膜はできる限り温存し，剥離は最小限とする。可能な部位では部分的に筋肉を温存しslipped plateとしてもよい。

> **コツ&注意 NEXUS view**
> 筋肉の剥離を愛護的に行い，大腿深動脈貫通枝や筋肉からの出血に備えることが重要である。

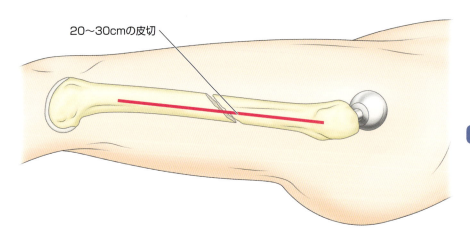

図2 皮切（外側アプローチ）

大腿外側にプレートが当てられるように，骨折部を中心として20〜30cmの長さの皮切を加える。

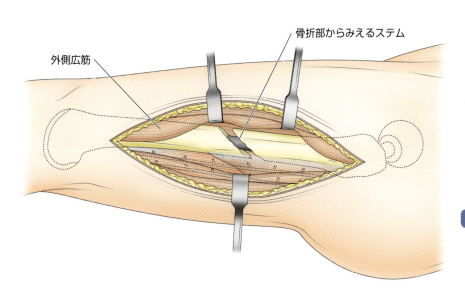

図3 骨折部の展開

大腿後面には大腿深動脈貫通枝が存在するので，展開には注意が必要である。

2 整復

骨膜の剥離は最小限とするが，骨折線は直視で確認し，助手の牽引により十分に短縮をとったうえで整復操作を加える。近位・遠位骨片とも二次的な骨折を避けるため，できる限り面で把持できるような鉗子を用いる。良好な整復位が得られた時点でワイヤリングによる仮固定を行う場合も多い 図4a 。

大腿骨後面にある殿筋粗面～粗線の大殿筋などの筋付着部は固く，また大腿深動脈の貫通枝が多数存在し，出血する可能性があるため結紮・止血操作を確実に行う 図4b 。把持した骨片を整復鉗子でプレート設置の邪魔にならないようにする。

> **コツ&注意 NEXUS view**
> プレート対側の整復状態に留意しながら，骨面同士に良好なコンタクトが得られていることを指先やイメージで確認する。
> 殿筋粗面～粗線の大腿深動脈貫通枝からの出血に注意する。

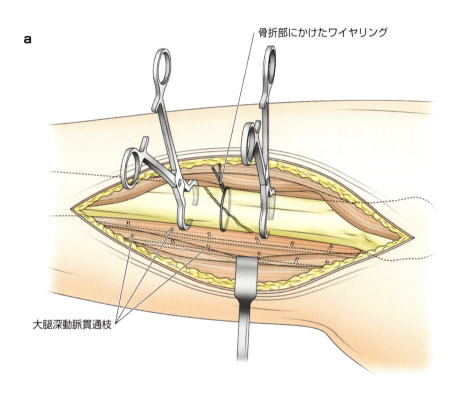

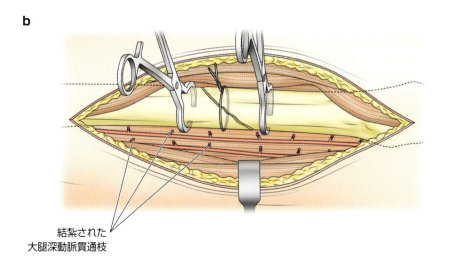

図4 骨折部の整復

a：骨鉗子で大腿骨を把持し，骨折部にワイヤリングによる仮固定を行う。
b：大腿骨後面には大腿深動脈の貫通枝が多数存在するので結紮・止血操作を確実に行う。

3 プレート設置

骨折線がステム近位付近まで及ぶ場合には，大転子のフック固定が可能な機種を用いる場合もあるが，近年ではロッキングプレート固定が主流である。また，人工関節周囲骨折用ロッキングプレート 図5a も利用可能となり，プレート選択の幅が広がった。プレートと一体化するperiprostheticワイヤーやperiprosthetic monocortical固定専用のスクリュー使用を考慮する 図5b ， 図5c 。

プレートの長さは，近位・遠位ともに最低6骨皮質以上スクリュー挿入が可能な長さを選択する。プレートも含めたワイヤリングは，2骨皮質に相当すると考えている。骨質が悪い場合はより長いプレートを選択し，レバーアームを長くしてより強固な固定が可能となるようにする。

ベンディングは特に大転子周囲の外側部分で必要であるが，外弯症例では骨幹部中央や遠位部でも必要となる場合がある。また大転子の転位がある場合は，前述したようにフック付きのケーブルプレートなども有用である。

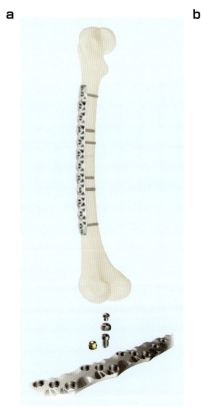
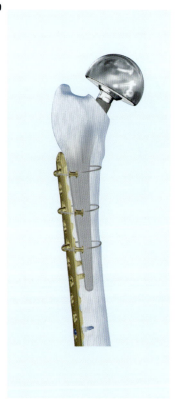
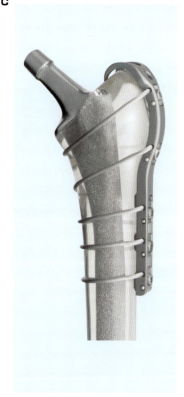

図5 人工関節周囲骨折用の各種プレート
a：ロッキングプレート。Zimmer社，NCB® periprosthetic femur plate system。
b：プレートと一体化するperiprostheticワイヤー。Synthes社，periprosthetic system。
c：periprosthetic monocortical固定専用のスクリュー使用。smiths & nephew社，ACCORD trochanter gripおよびcable system。

プレート設置に際して整復鉗子が干渉する場合は，先にワイヤーやラグスクリューを用いて骨折部の固定を行う場合もある 図6 。プレートを設置して近位・遠位側とも仮固定を行い，プレートの設置位置を確認する。
　type Cの場合は，プレートとステムをオーバーラップさせ，インプラント間への応力集中を防ぐようにする[3]。

> **コツ&注意　NEXUS view**
> 固定力が十分得られるように長めのプレートを選択する。

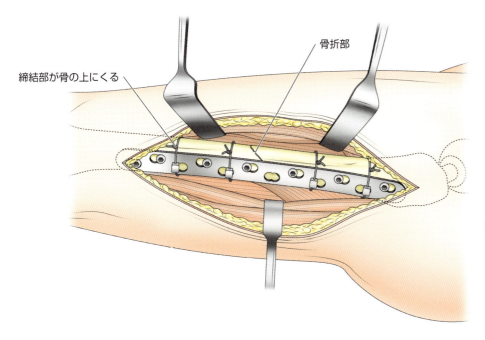

図6 プレート設置のための仮固定

プレート設置をする際に整復鉗子が干渉する場合は，先にラグスクリューにより骨折部の固定を行う。

4 近位固定

　近位にはステムが存在するためbicorticalスクリュー固定が困難である。しかしながら、ワイヤーのみの固定では回旋安定性を欠き、またスクリューのみの固定では近位骨片の内反転位を防ぐことが困難なため、スクリューとワイヤーを併用した固定が必要である[4]　図7-①。

　まずワイヤーパッサーを用いてケーブルワイヤーを大腿骨周囲に通す。大腿骨周囲径よりやや大きいワイヤー通しを選択する。締結器を用いてテンションを加え、筋膜とのirritationを避けるためプレート上での締結を避けて骨に密着させて固定する。

　スクリュー固定はプレートを締め上げた後に、大転子や小転子領域に長めのスクリューを、また骨幹部領域にはmonocortical スクリューを用いてステム外側皮質に挿入する。

> **コツ&注意　NEXUS view**
>
> スクリューやワイヤーを併用し、十分な近位固定力を得る必要がある。大転子周囲で長めのスクリュー固定ができるようプレート位置を調整する。

5 遠位固定

　遠位は最遠位およびステム先端から骨折部を避けた最近位のスクリュー孔にスクリューを挿入し、骨折部への応力集中を防ぎ固定を行う　図7-②。

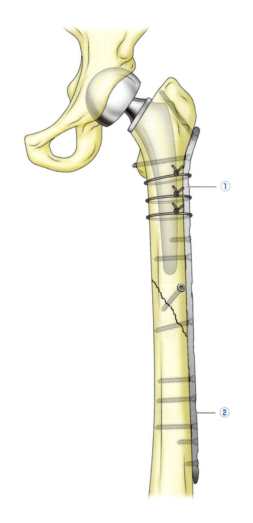

図7　近位と遠位の固定

①近位固定
大腿骨周囲にケーブルワイヤーを通し、骨に密着させて固定する。プレート上の固定は筋膜とのirritationを生じるので避ける。大転子や小転子領域は長めのスクリューで、骨幹部領域はmonocortical スクリューで固定する。

②遠位固定
最遠位とステム先端から骨折部を避けた最近位をスクリューで固定する。

6 安定性の確認

イメージでプレート，スクリュー，ワイヤーなどの設置位置を確認し，動的にも骨折部の安定性を確認する。

本術式による術前・術後像を示す 図8 。

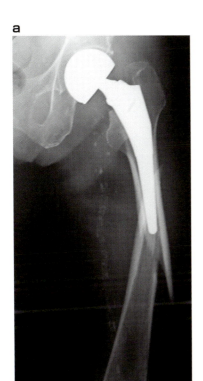
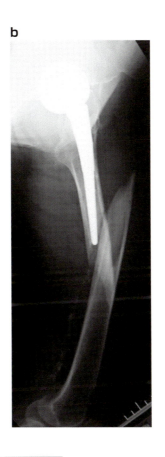
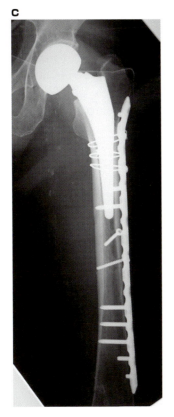
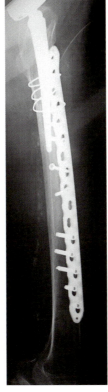

図8 Vancouver type B1骨折の
単純X線像（86歳，女性）

a, b：術前画像
3カ月前の転倒で左大腿骨頚部骨折を受傷し，人工骨頭置換術が施行された。自宅退院後に再度転倒して受傷した。
c：術後画像

II. Type B2に対するセメントレスステムのステム再置換＋骨接合術

> **コツ&注意　NEXUS view**
> 再置換術に際しては股関節の安定性および骨折部の強固な固定を同時に得る必要があり，人工関節手術に精通した医師と連携して手術に臨むことが必要である。

1 皮切・展開

　前回手術と同皮切を使用して行うことも選択肢の一つであるが，ステム抜去とプレート固定を同時に行うことが可能なアプローチが望ましい。遠位への展開も可能である後外側アプローチを中心に説明する。

　遠位は大腿骨軸に沿って皮切を加え，大転子から近位では45°後方へ曲げる 図9 。

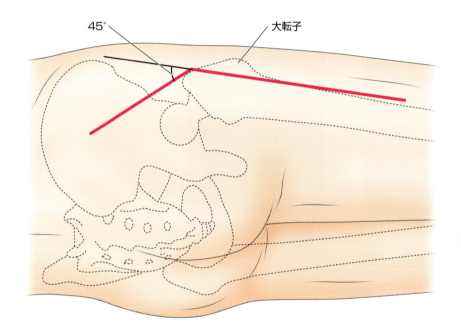

図9 皮切
（後外側アプローチ）

大転子から近位では45°後方へ曲げ，遠位は大腿骨軸に沿った皮切を加える。

大殿筋の筋膜を切開し，大殿筋をスプリットする．滑液包を切開後，短外旋筋群を大腿骨付着部で切離し，後方へ牽引することで坐骨神経の保護が可能となる．

後方の関節包を切開するとインプラントが露出するので，露出したインプラントを基準としながら坐骨神経を損傷しないようにステムの挿入部を展開する 図10 ．

> **コツ&注意 NEXUS view**
>
> 前回手術の展開が後方アプローチの場合，このあたり一帯の組織は偽関節包となっている．大腿骨の内旋が固い場合は，大腿方形筋および大殿筋の大腿骨付着部を一部切離することで大腿骨の内旋がしやすくなる．

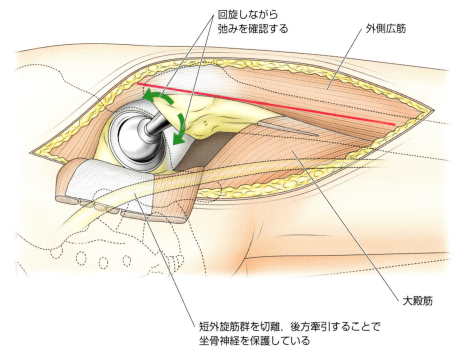

図10 後方関節包の切開とステムの弛みの確認

後方関節包を切開し，ステムを把持しながら回旋を加えて弛みを確認する．

短外旋筋群を切離，後方牽引することで坐骨神経を保護している．

2 ステムの抜去

骨頭を愛護的に脱臼させる。骨頭はモジュラー型の骨頭であれば遠位方向から骨頭を叩き上げると抜去可能である 図11a 。ステム抜去方向に大転子が存在するため，抜去阻害因子となりそうな場合にはあらかじめ箱ノミなどで大転子を削っておく 図11b 。中殿筋を損傷しないよう留意しながらステムを抜去する。

> **コツ&注意 NEXUS view**
>
> セメントステムの場合は，ステム把持器を使用し容易に抜去可能だが，セメントレスステムの場合は，bone ingrowthによりステムと骨の固着している可能性がある。無理なステム抜去操作は新たな骨折や骨欠損を引き起こしかねないので，ノミやハイスピードバーを用いて髄腔内のbone ingrowth部を切離してから抜去する。
>
> 骨頭の脱臼が困難な場合，大転子骨切りなどの追加処置を加える。術前CTでステムへのbone ingrowthを確認し，抜去へ障害となる部位を予想しておくことが大切である。

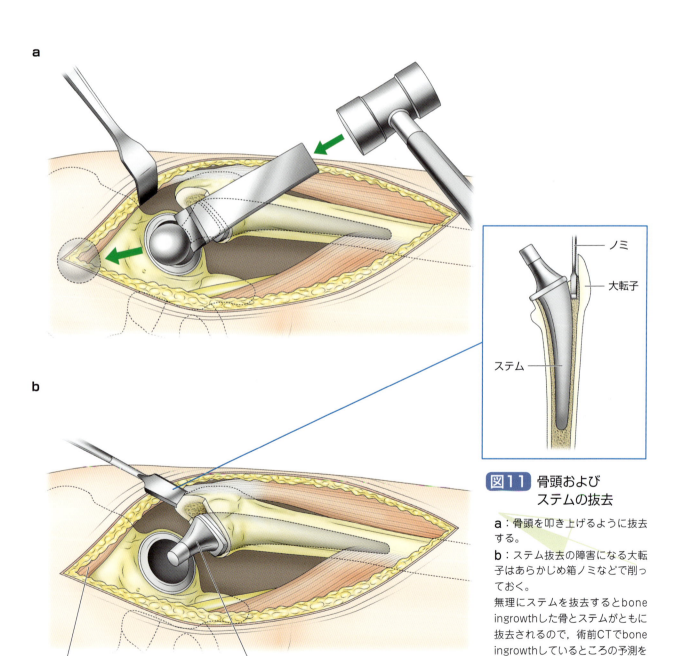

図11 骨頭およびステムの抜去

a：骨頭を叩き上げるように抜去する。
b：ステム抜去の障害になる大転子はあらかじめ箱ノミなどで削っておく。
無理にステムを抜去するとbone ingrowthした骨とステムがともに抜去されるので，術前CTでbone ingrowthしているところの予測をしておくことが大切である。

3 寛骨臼コンポーネントの確認

ステムを抜去した後は寛骨臼コンポーネントの弛みの確認が容易となる。モジュラー型のカップであればライナーを抜去し，安定性を確認する。骨頭サイズを大きくすることが可能であれば大きくしたり，ライナーを入れ替えるなどのオプション処置も脱臼予防のために有用である。

4 骨折部の仮固定，ワイヤリング

ロングステムの挿入前に骨折部の仮固定，ワイヤリングを行う。骨折部の整復操作は骨接合の場合と同様であるが，粉砕骨折の場合は回旋・健側の長さなどを指標に整復を行う。場合によってはこの時点でプレートを沿わせ，ワイヤリングやmonocorticalスクリューなどによる固定を行い，プレートによりある程度の安定性を獲得しておく。

5 ロングステムの挿入

ステムは骨折部を越えるようにロングステムを挿入する。大腿骨の前弯の強い症例では前方骨皮質への穿破を起こさないように，また遠位骨片にストレスを与えて骨片の転位を起こさないように，場合によってはリーミングやラスピングも行って挿入する。

セメントステムを挿入する際には，セメント注入時にセメントが骨折部やギャップから漏れ出ることがあるので注意を要する。皮質骨の菲薄化が著しい場合は，impaction bone graftも併用したステム挿入も考慮する。

ロングステムに横止め可能な機種 図12 を用いた遠位支持によるセメントレス再建も有用である（図14ではデルタロックを用いている）。

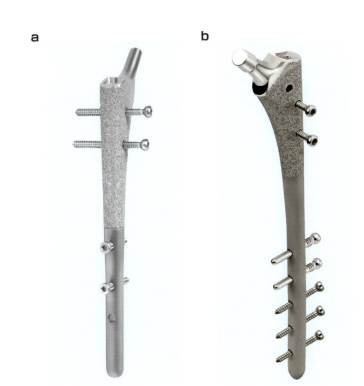

図12 スクリュー固定型ロングステム

a：S-LOCKステム（画像提供：京セラメディカル株式会社）
b：デルタロック（画像提供：帝人ナカシマメディカル株式会社）

6 プレートの最終固定

仮固定していたプレートの残りの部分にワイヤリングやmonocorticalスクリューを追加で挿入する 図13 。

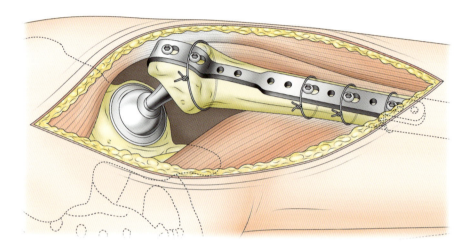

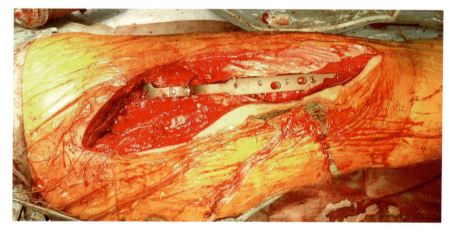

図13 プレートの最終固定
ワイヤリングやmonocorticalスクリューを追加してプレート固定する。

7 整復

骨頭の整復を行う。愛護的に整復することが肝要である。最後に股関節・骨頭の安定性を確認する。

本術式による術前・術後像を示す 図14 。

> **コツ&注意 NEXUS view**
>
> 骨欠損の大きいVancouver type B3では骨接合に加え，腓骨から採取したcortical strutなどの骨皮質支柱を併用する場合もある。また弛みに加え，皮質骨の菲薄化が著しい場合はimpaction bone graftの併用やセメントステムの使用を考慮するべきである。しかし骨折部からセメントの逸脱などのリスクもある。
>
> 人工股関節周囲骨折の治療は，緻密な治療計画と不測の事態への対応能力が要求され，骨接合と人工関節の両方に経験豊富な上級医と手術に臨む必要がある。

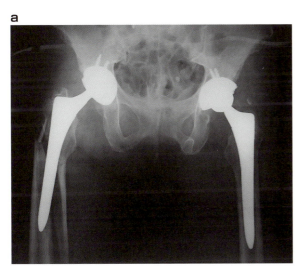
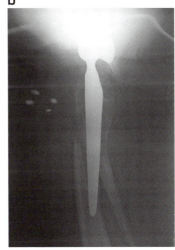
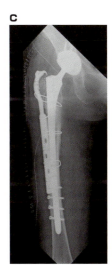

図14 Vancouver type B2骨折の単純X線像（74歳，女性）

a：術前像
5年前に右THA，2年前に左THAを受けている。転倒後，右大腿痛が出現し，ステム周囲に弛みを認めた。
b：術後像

文献

1) Baba T, et al. New classification focusing on implant designs useful for setting therapeutic strategy for periprosthetic femoral fractures. International Orthopaedics (SICOT) 2015；39：1-5.
2) Corten K, et al. An algorithm for the surgical treatment of periprosthetic fractures of the femur around a well-fixed femoral component. J Bone Joint Surg Br 2009；91：1424-30.
3) Kubiak EN, et al. Does the lateral plate need to overlap the stem to mitigate stress concentration when treating Vancouver Cperiprosthetic supracondylar femur fracture? J Arthroplasty 2015；30：104-8.
4) Ebraheim NA, et al. Locking plate fixation of periprosthetic femur fractures with and without cerclage wires. Orthop Surg 2013；5：183-7.

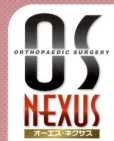

IV. 人工関節

内固定術後の後遺障害に対する人工股関節全置換術（THA）

東京慈恵会医科大学整形外科学講座　羽山　哲生
東京慈恵会医科大学第三病院整形外科　大谷　卓也

Introduction

術前情報

　股関節外傷治療後の後遺障害としては，さまざまな病態が考えられる。なかでも，股関節脱臼骨折・骨盤骨折では，骨折の程度によっては内固定術を施行しても関節面の完全な整復を得るには限界があることも多く，将来的に股関節症が進行する例も多い。

　また，大腿骨頚部骨折に対して内固定術を施行しても，大腿骨頭壊死症が生じて骨頭が圧潰し，変形性股関節症に至る例もしばしば認められ，このような場合，最終的に人工股関節全置換術（THA）を余儀なくされることもまれではない。このようなTHAでは，内固定材抜去に伴う骨欠損，骨質不良，骨盤・大腿骨形態の高度変形，軟部組織の高度癒着・拘縮などを認め，一般的に通常のTHAより手術は困難とされている。

　ここでは，股関節外傷の内固定術後に，その後遺障害として股関節症が進行した症例に対するTHAについて解説する。

　病態が複雑なTHAに際しては，臼蓋・大腿骨形態を確実に把握し，安全な手術手技が行えると考えられる後方進入法を推奨している。

●術前計画

　単純X線像で股関節形態の評価，二次元テンプレートを行う。

　特に股関節周囲骨折治療後であれば，通常の変形性股関節症と比べ骨盤・大腿骨形態の変形が高度なことが多い。このような場合はCTによる三次元的評価は必須である。骨盤と大腿骨の変形，ボーンストック，内固定材の位置などを評価する。

　MRIで筋肉の質，量など周囲軟部組織の評価も行う。

手術進行

1. 皮切・展開
2. 臼蓋の処置
3. 大腿骨の処置
4. 筋緊張，脱臼安定性の確認
5. 後方修復
6. 初期の後療法

❶後側方進入法による確実な展開を行う。
❷坐骨神経を確認する。
❸軟部組織を的確に処置する。

内固定術後の後遺障害に対する人工股関節全置換術（THA）

手術手技

1 皮切・展開

　できる限り前回手術時の皮切を利用することを検討するが，確実な手術を行うために困難であれば新皮切で行う．

　一般的な後方皮切は大腿骨の後部に設けられることが多いが，著者らは大腿骨骨軸中央に沿った約12cmの皮切を用いている 図1（大転子頂部をメルクマールとし，中枢5cm/末梢7cmの後側方進入法である）．

> **コツ&注意 NEXUS view**
>
> 　外傷治療後の後遺障害例では，高度拘縮症例や高度変形症例が多く含まれる．術後合併症の軽減，的確な手術手技を行うためには，必要であれば皮切は延長し，十分な皮切を用いて余裕をもった手術を行うことが大切である．
> 　高度拘縮症例や高度変形症例では，軟部組織に対する広範な処置が必要な症例や，ときには，股関節の脱臼すら容易ではない症例もある．しかし，本皮切を用いれば，同一皮切の中で後方だけではなく前方（中殿筋と大腿筋膜張筋の間のHoffa-Lorenz路）の展開も行うことができるので，前後両方から股関節を操作することが可能である．

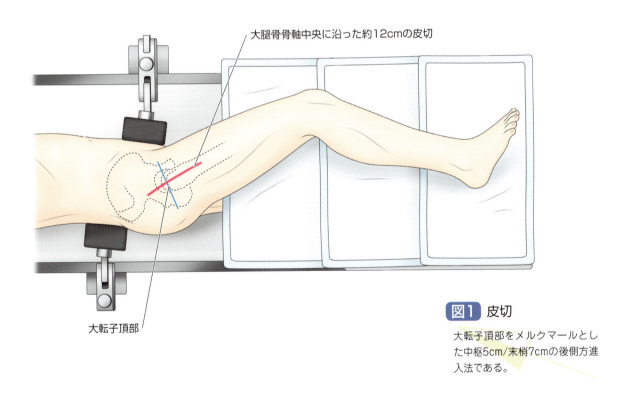

図1 皮切
大転子頂部をメルクマールとした中枢5cm/末梢7cmの後側方進入法である．

大腿筋膜を皮切と同様に切開し，大殿筋を分け，中殿筋をよけて短外旋筋群を展開する 図2 。再手術のため，軟部組織の癒着があることが多く，十分にこれを剥離し，組織の層を意識しながら展開していく。この時点で坐骨神経を必ず触診する 図3 。

> **トラブル　NEXUS view**
>
> **坐骨神経障害リスクが高い！**
> 　関節内骨折術後では，高度拘縮の解離，手術による大きな脚延長，後方癒着による神経走行の異常に伴う術中損傷などにより，通常のTHAに比べて坐骨神経障害が生じるリスクが高い。展開時に，坐骨神経の位置，緊張度，可動性などを十分に確認しておくことが重要である。

> **コツ&注意　NEXUS view**
>
> 　坐骨神経を確認する方法は，股関節を十分に伸展し，後方軟部組織の緊張をとったうえで両手を創内に入れ，脂肪織内を両手指全体で触診する 図3 。
> 　閉創前にも神経を必ず再度触診し，後方組織修復後の神経の巻き込みの有無，脚長変化後のテンションや可動性の変化を必ずチェックする。

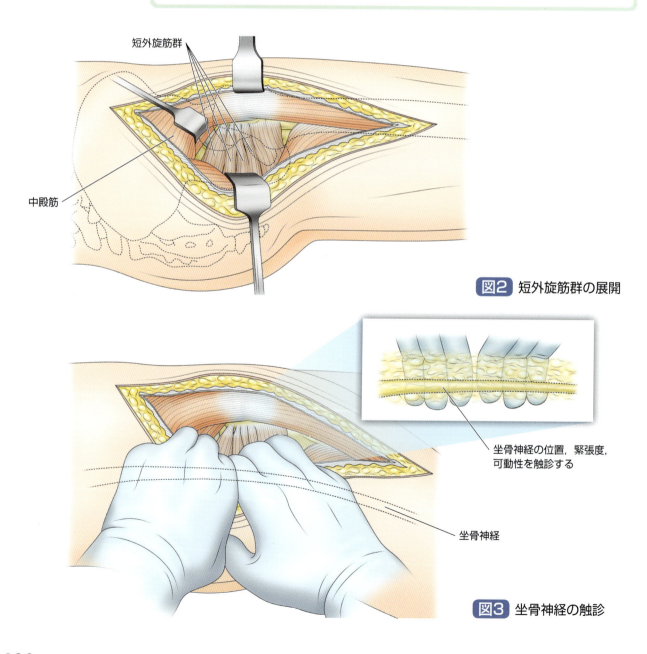

図2　短外旋筋群の展開

図3　坐骨神経の触診

高度拘縮により後方脱臼が困難な場合や前方組織の解離が必要なときには，本展開法では，同一皮切から股関節を屈曲位として，中殿筋の前縁と大腿筋膜張筋の間（Hoffa-Lorenz路，図4）を入っていくことにより，容易に前方関節包に達することができ，前方から骨頭頸部を操作できるため 図5，前後両面からの操作が可能となる。

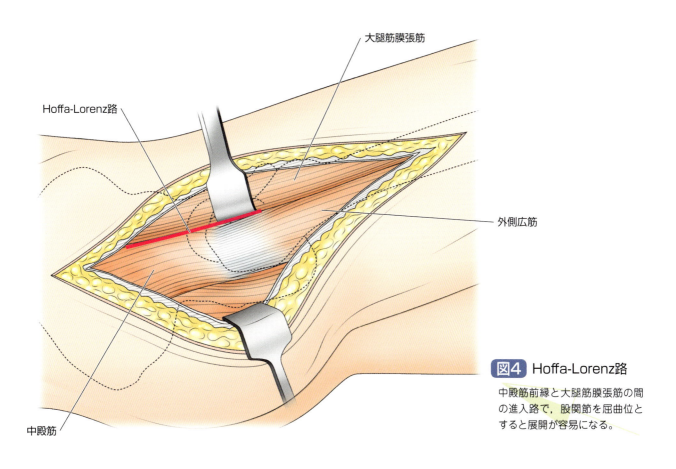

図4 Hoffa-Lorenz路
中殿筋前縁と大腿筋膜張筋の間の進入路で，股関節を屈曲位とすると展開が容易になる。

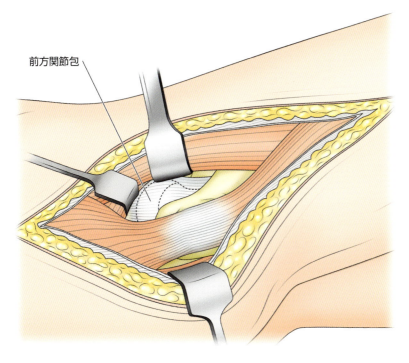

図5 前方関節包の展開
前方から骨頭頸部を操作することができる。

2 臼蓋の処置

　特に骨盤骨折後は臼蓋形態が大きく変わっていることが多い。術前CTを用いて前後壁の厚み，臼底の骨棘形成（原臼底までの距離）などを十分に確認し，イメージしておく。基本的に，臼蓋縁の関節唇，滑膜は，リーミングの妨げになるため，全周性に十分に切除する。

　リーミングテクニックは，セメントレス固定では，あくまでも前後壁でのプレスフィットを最重要視し，前後壁の厚みを十分に理解したうえでリーミングを行いながら，上壁の被覆も最大限に得るようにする 図6 。

　カップ設置角は，外方開角40°とし，前方開角は，ステム前捻とのcombined anteversionが約50°になるような設置を目指す。ただし，前方・後方の脱臼安定性を確認するなかで，カップの開角は微調整を行う必要がある。

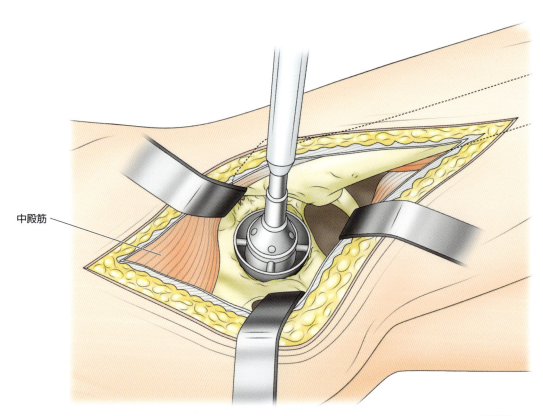

中殿筋

図6 臼蓋のリーミング

内固定術後の後遺障害に対する人工股関節全置換術（THA）

> **コツ&注意 NEXUS view**
>
> 前後壁での十分なプレスフィットが得られないと判断するような症例に対しては、KTプレートなどの補助デバイスを使用した再建を考慮する 図7。

> **トラブル NEXUS view**
>
> **感染の危険あり！**
>
> KTプレートを使用する場合、感染リスクの高い症例では、抗菌薬含有セメントを用いたセメントカップ再建も検討する。

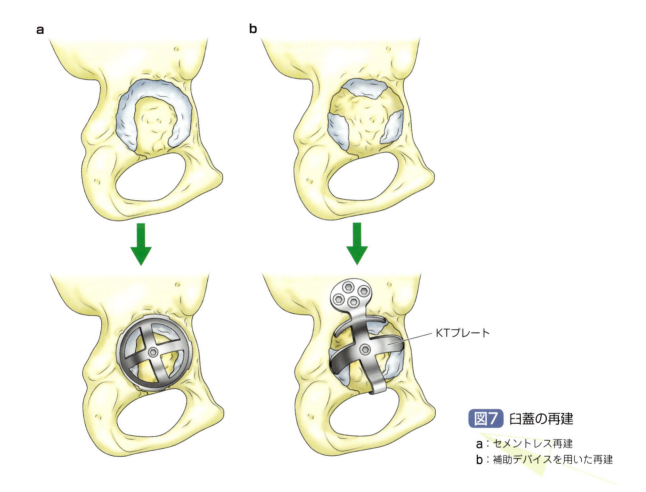

図7 臼蓋の再建
a：セメントレス再建
b：補助デバイスを用いた再建

3 大腿骨の処置

　術前に単純X線とCTで大腿骨頸部前捻角，近位の骨形態の評価，ボーンストックの評価などを十分に行っておく。

　基本的にはモノブロックタイプのインプラントを使用するが，術中に脚延長や脱臼安定性を確認するなかで微調整が必要となるため，ネックやヘッドのバリエーションの多いステムのほうが使いやすいと考える。

　大腿骨頸部骨折に対する三本釘やハンソンピン術後では，髄腔内に内固定材周囲の骨硬化部や髄腔内の骨隆起などが認められ，インプラント挿入時に正確な設置の妨げになることが多い。十分に注意してこれを切除し，良好な母床を作製してブローチングを行う 図8 。

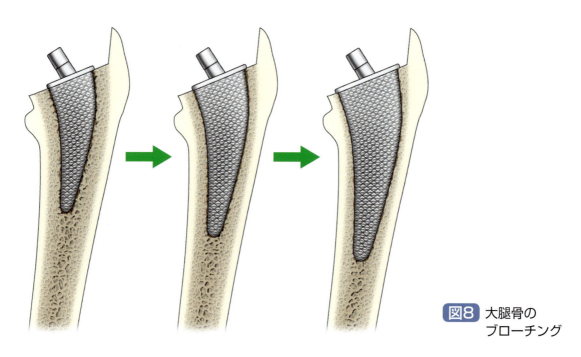

図8 大腿骨のブローチング

> **コツ&注意 NEXUS view**
> ブローチは，ステムのアライメントに十分注意しながら行う。通常，内反位に挿入されることが多いので，大腿骨外側を十分に意識しながらブローチングする。

> **コツ&注意 NEXUS view**
>
> 大腿骨の変形が高度な場合には，DePuy社製S-ROMステムなどのモデュラータイプのステムの使用も検討する。本ステムの利点は，ネックの前捻調整の自由度のみならず，髄腔内操作をブローチングでなくリーミングで行うため，変形や骨硬化などが複雑な状況でも確実に骨接触面を作製できることである 図9 。

> **トラブル NEXUS view**
>
> **感染の危険あり！**
> 感染リスクが高い症例では，抗菌薬含有セメントを用いたセメントステム再建も検討する。

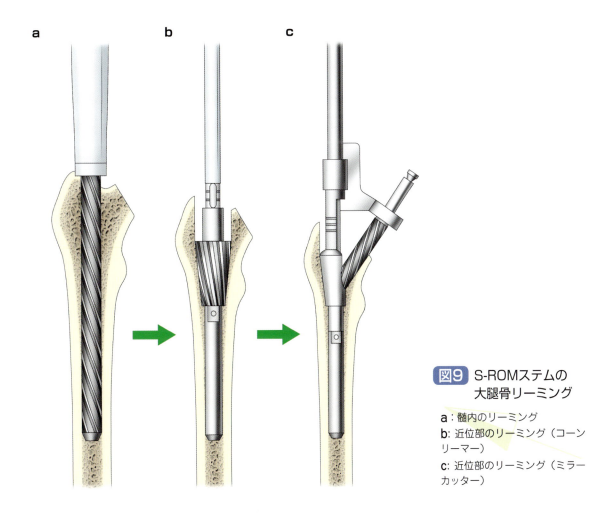

図9 S-ROMステムの大腿骨リーミング

a：髄内のリーミング
b：近位部のリーミング（コーンリーマー）
c：近位部のリーミング（ミラーカッター）

4 筋緊張，脱臼安定性の確認

トライアルを用いて試験整復と脱臼安定性チェックを繰り返した後，実際のインプラントを挿入する。

筋緊張は，まず下肢が完全伸展することを確認し，続いて下肢を伸展位で末梢方向に牽引して骨頭の浮き上がりがなく 図10，さらに軽度屈曲位で牽引して骨頭がわずかに浮き上がる程度の緊張度を目安としている。

脱臼安定性に関しては，股関節を十分に伸展，外旋させて 図11a 後方でのインピンジメントによる前方脱臼がないこと，次いで股関節を十分に屈曲，内旋させて 図11b 前方でのインピンジメントによる後方脱臼がないことを，必ず確認する。

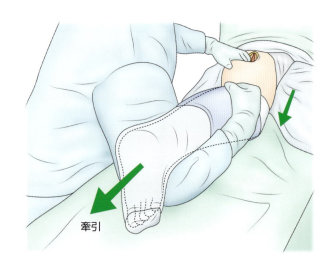

図10 筋緊張の確認

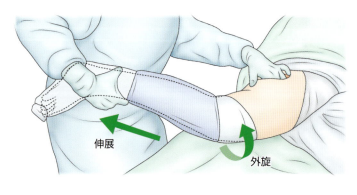

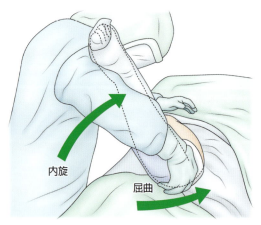

図11 脱臼安定性の確認
a：前方脱臼の確認
b：後方脱臼の確認

屈曲・内旋時の前方での臼蓋骨棘と大転子のインピンジメントに十分注意し，突出した骨棘は必ず切除する 図12 。

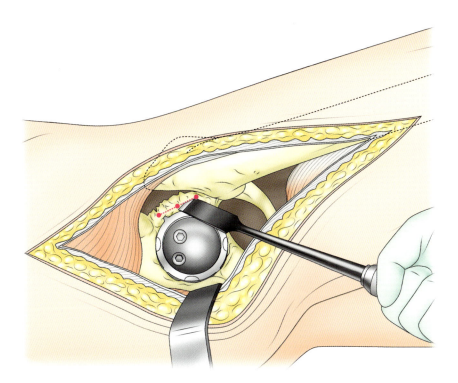

図12 臼蓋縁前方に突出した骨棘の切除

コツ&注意 NEXUS view

　骨棘は，軽度であればデュエルや鉗子などを用いてpiece by pieceに切除する．高度に存在する場合はノミを用いて切除するが，刃を大きく入れ過ぎないように心がけ，骨折を起こさないように十分に注意する．

展開の段階で，拘縮が強く大腿骨の可動性が得られにくい症例，試験整復で十分な可動域や脚延長が得られない症例などでは，軟部組織の解離を順次行う必要がある。関節包を臼蓋縁や大腿骨側から切離あるいは切除，殿筋を骨盤壁から十分に剥離 図13，ITT（大腿筋膜）を横切，腸腰筋を小転子部で切離，などの操作を，可動域や緊張の変化をチェックしながら順次行う。

（手術終了後には体位を仰臥位として外転可動域をチェックし，必要に応じて内転筋の皮下切腱を行う。）

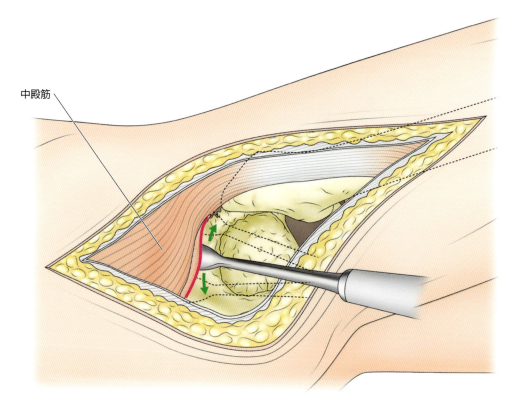

図13 大腿骨の可動性，脚延長などが得られない場合の処置
（関節包の切離，中・小殿筋の剥離）

5 後方修復

インプラント挿入後は，しっかりと止血を行い，十分に洗浄する。
ドレーンを留置し，短外旋筋群と関節包を大転子に縫着するように修復する 図14 。
修復後は必ず再度坐骨神経を触診する（図3 参照）。追層縫合し，手術を終了する。

> **コツ&注意　NEXUS view**
>
> 梨状筋，共同腱（上双子筋，内閉鎖筋，下双子筋），外閉鎖筋をそれぞれ同定し，三者を関節包とともにそれぞれキルヒマイヤー法でしっかりと大転子に縫着する 図14 。縫合には太い非吸収糸を使用する。十分な後方修復を行うことで，後方脱臼を確実に予防することができる。
>
> 坐骨神経を閉創前に必ず触診し，後方組織修復時の巻き込みがないこと，脚延長や拘縮解離に伴う神経の異常緊張がないことを確認する。これにより，仮に術後坐骨神経麻痺が生じたとしても，保存的に経過をみることができる。

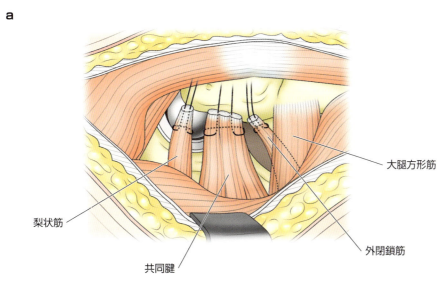

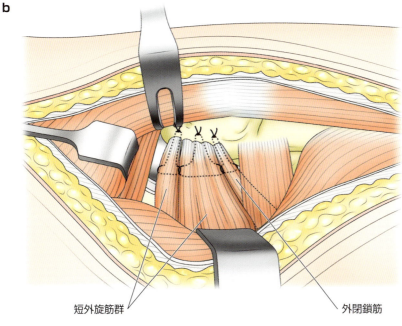

図14 後方修復
a：梨状筋，共同腱，外閉鎖筋の同定
b：大転子への縫着

6　初期の後療法

臼蓋，大腿骨側ともに，とくに問題のないインプラントの初期固定性が得られれば，術翌日から車椅子乗車，2日目から痛みに応じてとくに荷重制限のない起立歩行を開始する。

文献

1) 羽山哲生，ほか．人工股関節置換術に生じた末梢神経障害例の検討．日本人工関節学会誌 2012；42：287-8.
2) 藤井英紀，ほか．後方進入THAにおける後方軟部組織修復が術後の内旋可動域に与える影響－外閉鎖筋修復群と非修復群との比較．Hip Joint 2012；38：510-2.
3) Tamegai H, et al. A modified S-ROM stem in primary total hip arthroplasty for developmental dysplasia of the hip. J Arthroplasty 2013；28：1741-5.

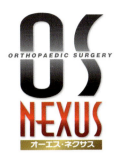

次号予告
2016年1月刊行予定

No.5

スポーツ復帰のための手術　膝

編集担当　宗田 大

I 前十字靱帯（ACL）
- 遺残組織を温存した解剖学的二重束ACL再建術　　北村信人
- 遺残組織背面からのアプローチによるACL再建術　　宗田　大
- 遺残組織を温存するACL再建術　　中前敦雄
- 膝蓋腱（BTB）を用いた解剖学的再建術　　史野根生
- 脛骨骨切りを組み合わせたACL手術　　石橋恭之

II 半月板
- 内側・外側半月板に対する損傷形態別手術　　木村雅史
- 外側円板状半月板，不完全円板状半月板に対する損傷病態別手術　　橋本祐介
- 遺半月板centralization　アンカーを用いた半月板修復術　　古賀英之

III 複合靱帯
- 後十字靱帯再建を併用した内側・後内側手術　　古賀英之
- 後十字靱帯再建を併用した外側・後外側手術　　黒田良祐

IV 膝蓋骨
- MPFL再建を中心とした膝蓋骨不安定症（膝蓋骨脱臼・亜脱臼）の手術　　鳥塚之嘉
- 脛骨粗面移行術を中心とした膝蓋骨不安定症（膝蓋骨脱臼・亜脱臼）の手術　　津田英一

V 軟骨
- 軟骨欠損や関節症に対する関節面再建術（病態別）　　中川泰彰
- 軟骨欠損や関節症に対する関節面再建術（病態別）　　安達伸生

VI 膝痛
- 膝痛の鏡視下手術　　土屋明弘

＊項目は一部変更になる場合がございます。

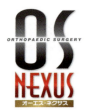

バックナンバーのご案内

No.1 膝・下腿の骨折・外傷の手術
編集 宗田 大／170ページ，2015年1月発行，定価11,880円（8%税込）

Ⅰ．骨折の手術療法
大腿骨遠位部骨折／膝蓋骨骨折／脛骨顆間隆起骨折／脛骨近位部骨折／脛骨近位端・骨幹部・遠位端骨折／脛骨遠位部骨折

Ⅱ．骨折・外傷に伴う軟部組織損傷に対する手技
下腿コンパートメント症候群に対する筋膜切開術／局所陰圧閉鎖療法（NPWT）を用いた膝・下腿の外傷治療／膝・下腿の外傷における皮膚移植術（分層・全層植皮術）／膝・下腿の外傷における有茎組織移植術

Ⅲ．骨折・外傷治療で困ったときに
膝・下腿の骨折・外傷におけるDCO（damage control orthopedics）／膝・下腿の骨折・外傷に頻用する創外固定／膝・下腿の骨折・外傷で起こる骨欠損に対する手術（骨移植，Masquelet法）／膝・下腿の骨折・外傷におけるLIPUSの実際／下腿骨折後遷延癒合・偽関節に対する手術

No.2 頚椎・腰椎の後方除圧術
編集 西良浩一／198ページ，2015年4月発行，定価11,880円（8%税込）

Ⅰ．除圧術の基本器具
各種ケリソン鉗子，ノミの使用法／エアトームの使用法　顕微鏡下手術用高回転ドリル／低侵襲のための各種開創器の使用法

Ⅱ．頚椎
片開き式頚椎椎弓形成術（ELAP）／棘突起縦割　頚椎椎弓形成術／頚椎前方椎間孔拡大術／内視鏡下頚椎椎間孔後方拡大術

Ⅲ．腰椎：ヘルニア
顕微鏡下脊柱管内ヘルニア摘出術　LOVE法／顕微鏡下外側型腰椎椎間板ヘルニアに対する手術　Wiltseのアプローチ／脊柱管内側・外側ヘルニア摘出術　MED法／脊柱管内ヘルニア摘出術　PED法

Ⅳ．腰椎：腰部脊柱管狭窄症，すべり症
腰部脊柱管狭窄症の顕微鏡除圧　1椎間片側進入両側除圧術／腰部脊柱管狭窄症に対する筋肉温存型腰椎椎弓間除圧術　MILD／腰部脊柱管狭窄症に対する棘突起縦割式椎弓切除術／内視鏡下片側進入両側除圧術（MEL）／顕微鏡下分離除圧術／腰部脊柱管狭窄症に対する棘突起間スペーサによる間接的除圧術

No.3 手・手関節の骨折・外傷の手術
編集 岩崎倫政／170ページ，2015年7月発行，定価11,880円（8%税込）

Ⅰ．手・手関節の外傷
指尖部損傷／切断指再接着／新鮮屈筋腱損傷／ZoneⅡ手指屈筋腱断裂に対する腱移植／新鮮伸筋腱損傷／急性期の神経損傷／手〜前腕部の軟部組織欠損／TFCC損傷／熱傷・電撃傷／Volkmann拘縮

Ⅱ．手・手関節の骨折
指節骨・中手骨骨折−中手骨骨折（多発例）に対する吸収プレート固定法／手指PIP，DIP関節内骨折／母指CM関節内骨折−Bennett脱臼骨折とRolando骨折／手根骨骨折（舟状骨骨折）／手根骨骨折（有鉤骨骨折）／手根骨脱臼（月状骨脱臼および月状骨周囲脱臼）／橈骨遠位端骨折に対する掌側ロッキングプレート固定法−"標準的"手術手技を中心に

■年間購読お申し込み・バックナンバー購入方法

・年間購読およびバックナンバー申し込みの際は，最寄りの医書店または小社営業部へご注文ください。

・小社ホームページまたは本誌付属の綴じ込みハガキでもご注文いただけます。
　ホームページでは，本誌に紹介されていないバックナンバーの目次の詳細・サンプルページもご覧いただけます。

【お問い合わせ先／ホームページ】
株式会社メジカルビュー社　〒162-0845 東京都新宿区市谷本村町2-30　Tel：03（5228）2050
E-mail：eigyo@medicalview.co.jp（営業部）URL：http://www.medicalview.co.jp

人工股関節全置換術の金字塔，再び

改訂第2版
人工股関節全置換術［THA］のすべて

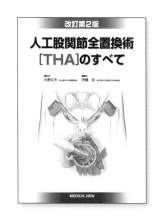

監修 **松野 丈夫** 旭川医科大学病院院長　　編集 **伊藤 浩** 旭川医科大学整形外科学教授

人工股関節全置換術（THA）の手技と要点をオールラウンドに取り扱った1冊。情報を刷新して，現在注目されている術後感染や再置換術についての項目を充実させた改訂第2版。手術に必要な解剖から，器具の選択とセッティング，各種皮切と展開，進入法に合わせた置換手技，後療法から合併症の対策まで，さらにはインフォームドコンセントやクリニカルパスなど周術期全般をカバーし，一連の流れを経験豊富な医師たちによる詳説とオールカラーのイラスト・写真で解説。

定価（本体 17,000円+税）
A4判・280頁・上製本
オールカラー
イラスト380点，写真250点
ISBN978-4-7583-1363-6

目次

Ⅰ 人工股関節全置換術（THA）
歴史と変遷／THAに必要な解剖／術前準備の注意／術前（術場内）の注意事項／手術手技／セメント使用THA／セメントレスTHA／Hybrid THA／摺動面の選択／亜脱臼性（脱臼性）股関節症に対するTHA／手術時間の短縮法／後療法とクリニカルパス

Ⅱ Minimally Invasive Surgery, Mini-incision Surgery
MIS THAの歴史，適応，メリットとデメリット／手術手技／MIS THAの特殊手術器械／ナビゲーションを用いた人工股関節全置換術／人工股関節全置換術の麻酔と周術期管理

Ⅲ 人工骨頭置換術
総論／手術手技

整形外科手術アプローチを究める ——— 最良の手術は最良のアプローチから

整形外科サージカルアプローチ

編集　**井樋 栄二** 東北大学大学院整形外科学分野教授　　**野原 裕** 獨協医科大学副学長　　**松末 吉隆** 滋賀医科大学整形外科学教授

手術書では省略されがちなアプローチにスポットを当て，「皮切」「浅層展開」「深層展開」「到達術野」と大きく4段階に分け，筋膜などの軟部組織の処置も含めて，イラストを中心に詳細に解説。整形外科主要手術の主なアプローチ（進入法～展開まで）を網羅し，鏡視下法の皮切，進入法，助手の視点での操作法，アプローチの注意点，応用技術についても解説した極めて実践的な1冊。

定価（本体16,000円+税）
B5変型判・560頁・2色刷
イラスト620点，写真280点
ISBN978-4-7583-1039-0

目次

上肢
- 脊柱変形　上腕骨頭，関節窩への前方アプローチ／後方アプローチ／他
- 肘関節　後方アプローチ／内側アプローチ／外側アプローチ／前方アプローチ／他
- 手関節　掌側アプローチ／背側アプローチ／手関節鏡のアプローチ
- 指関節　指関節へのアプローチ

脊椎
- 頸椎　前方アプローチ／後方アプローチ／他
- 胸椎　前方アプローチ／後方アプローチ／他
- 腰椎・仙椎　腰椎前方アプローチ／腰椎後方アプローチ／Wiltseアプローチ／他

下肢
- 骨盤　前方アプローチ（Pfannenstiel approach）／前方アプローチ（腸骨岬径アプローチ）／他
- 股関節　前方アプローチ／大転子切離側方アプローチ／側方アプローチ（Hardinge, Dall）／他
- 膝関節　前方アプローチ／内側アプローチ／外側アプローチ／他
- 足関節・足　脛骨遠位端へのアプローチ／腓骨遠位端へのアプローチ／足関節前方アプローチ／他

メジカルビュー社
http://www.medicalview.co.jp

※ご注文，お問い合わせは最寄りの医書取扱店または直接弊社営業部まで。

〒162-0845 東京都新宿区市谷本村町2番30号
TEL.03(5228)2050　FAX.03(5228)2059
E-mail（営業部）eigyo@medicalview.co.jp

スマートフォンで書籍の内容紹介や目次がご覧いただけます。

OS NEXUS No.4
股関節周囲の骨折・外傷の手術

2015年11月1日　第1版第1刷発行
2019年7月20日　　　　第2刷発行

■編集委員　宗田　大・中村　茂・岩崎倫政・西良浩一
　　　　　　むねた たけし なかむら しげる いわさきのりまさ さいりょうこういち

■担当編集委員　中村　茂　なかむらしげる

■発行者　三澤　岳

■発行所　株式会社メジカルビュー社
〒162-0845 東京都新宿区市谷本村町2-30
電話　03(5228)2050(代表)
ホームページ http://www.medicalview.co.jp/

営業部　FAX 03(5228)2059
　　　　E-mail　eigyo@medicalview.co.jp

編集部　FAX 03(5228)2062
　　　　E-mail　ed@medicalview.co.jp

■印刷所　シナノ印刷株式会社

ISBN978-4-7583-1383-4 C3347

©MEDICAL VIEW, 2015. Printed in Japan

・本書に掲載された著作物の複写・複製・転載・翻訳・データベースへの取り込みおよび送信（送信可能化権を含む）・上映・譲渡に関する許諾権は，(株)メジカルビュー社が保有しています．

・JCOPY〈出版者著作権管理機構 委託出版物〉
本書の無断複製は著作権法上での例外を除き禁じられています．複製される場合は，そのつど事前に，出版者著作権管理機構（電話 03-5244-5088, FAX 03-5244-5089, e-mail：info@jcopy.or.jp）の許諾を得てください．

・本書をコピー，スキャン，デジタルデータ化するなどの複製を無許諾で行う行為は，著作権法上での限られた例外（「私的使用のための複製」など）を除き禁じられています．大学，病院，企業などにおいて，研究活動，診察を含み業務上使用する目的で上記の行為を行うことは私的使用には該当せず違法です．また私的使用のためであっても，代行業者等の第三者に依頼して上記の行為を行うことは違法となります．

・本書の電子版の利用は，本書1冊について個人購入者1名に許諾されます．購入者以外の方の利用はできません．また，図書館・図書室などの複数の方の利用を前提とする場合には，本書の電子版の利用はできません．